瑜伽

全民健身项目指导用书

杨落娃 刘璐◎主编

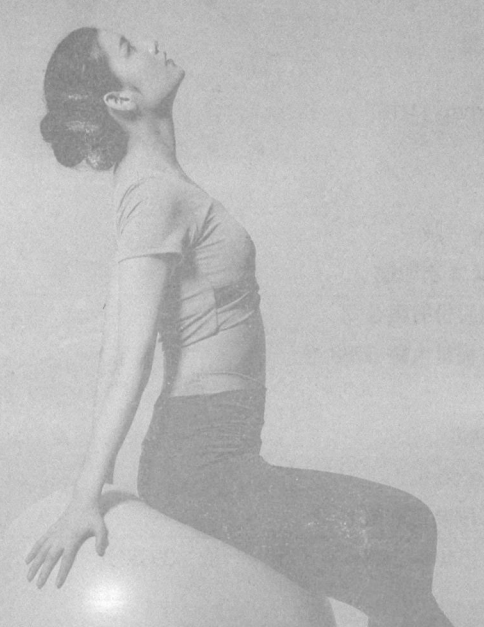

吉林出版集团股份有限公司 全国百佳图书出版单位

图书在版编目（CIP）数据

瑜伽 / 杨落娃，刘璐主编. -- 2 版. -- 长春：吉
林出版集团股份有限公司，2010.2 (2024.8 重印)
全民健身项目指导用书
ISBN 978-7-5463-2409-8

Ⅰ.①瑜… Ⅱ.①杨… ②刘… Ⅲ.①瑜伽术 – 基本
知识 Ⅳ.①R214

中国版本图书馆 CIP 数据核字(2010)第 028386 号

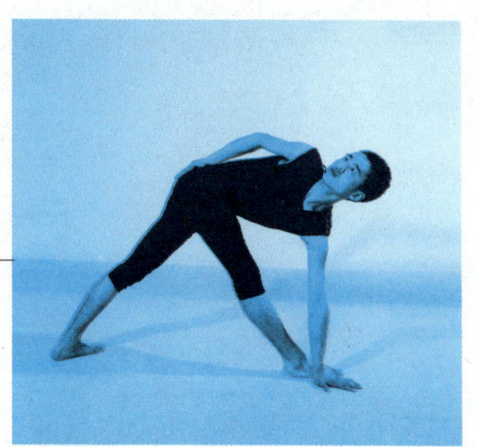

全民健身项目指导用书

瑜 伽
YUJIA

主　　编　杨落娃　刘　璐
责任编辑　黄　群　杜　琳
封面设计　吕宜昌
开　　本　650mm×960mm　1/16
印　　张　8
字　　数　60 千
版　　次　2010 年 2 月第 2 版
印　　次　2024 年 8 月第 4 次印刷

出版发行　吉林出版集团股份有限公司
地　　址　吉林省长春市福祉大路 5788 号
邮　　编　130000
电　　话　0431-81629968
电子邮箱　11915286@qq.com
印　　刷　三河市金兆印刷装订有限公司

书　　号　ISBN 978-7-5463-2409-8　　定　　价　39.80元

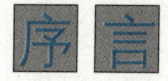

序 言

自 1995 年我国政府推出《全民健身计划纲要》以来，我国群众性体育活动蓬勃发展，取得了显著的成绩。2008 年，举世瞩目的北京奥运会的成功举办，极大地激发了亿万人民群众的体育热情，增强了全社会的体育意识，营造了浓厚的全民健身氛围。面对这样的可喜局面，群众体育科研、教学工作者应义不容辞地为社会实践服务，从不同角度思考，如何使普通百姓通过简而易行的身体锻炼方式、方法和手段达到良好的健身效果，达到拥有健康的目标，从而享受生活、享受快乐人生。该书系就是在这样的思想指导下诞生的。

本书系能够顺应国家体育的大政方针，掌握时代脉搏，对指导大众健身，使大众掌握健身方法和手段有很好的促进作用。

本书系图文并茂，实用性强，分为球类运动、体操健身运动、传统武术、冰雪运动、水上运动、体育舞蹈、休闲运动、格斗运动、民间体育活动和极限运动等十大类项目，计 100 分册，按照统一的体例，力争有所创新。每册的具体内容为该项目的起源与发展、运动保健、基本技术、运动技巧、比赛规则等，使读者在学习过程中，不仅能够学会运动健身的方法，同时还能够学到保健方面的基本知识。

　　经国务院批准，自 2009 年起，将每年的 8 月 8 日定为"全民健身日"。《全民健身项目指导用书》的出版，必将为开展全民健身活动起到积极的推动和指导作用。

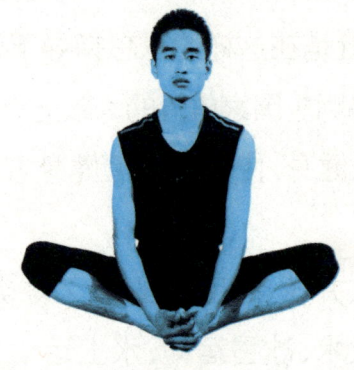

目录 CONTENTS

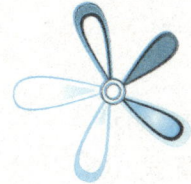
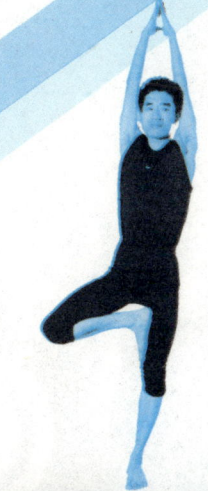

目录 CONTENTS

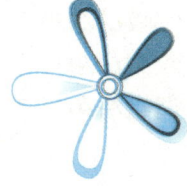
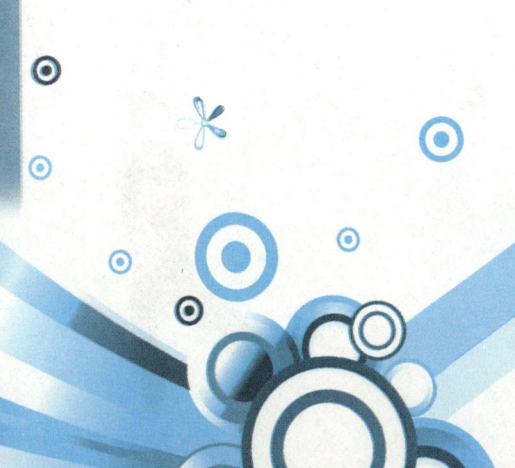

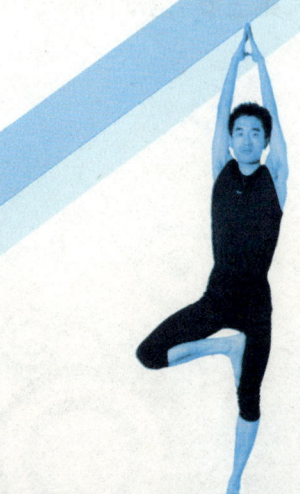

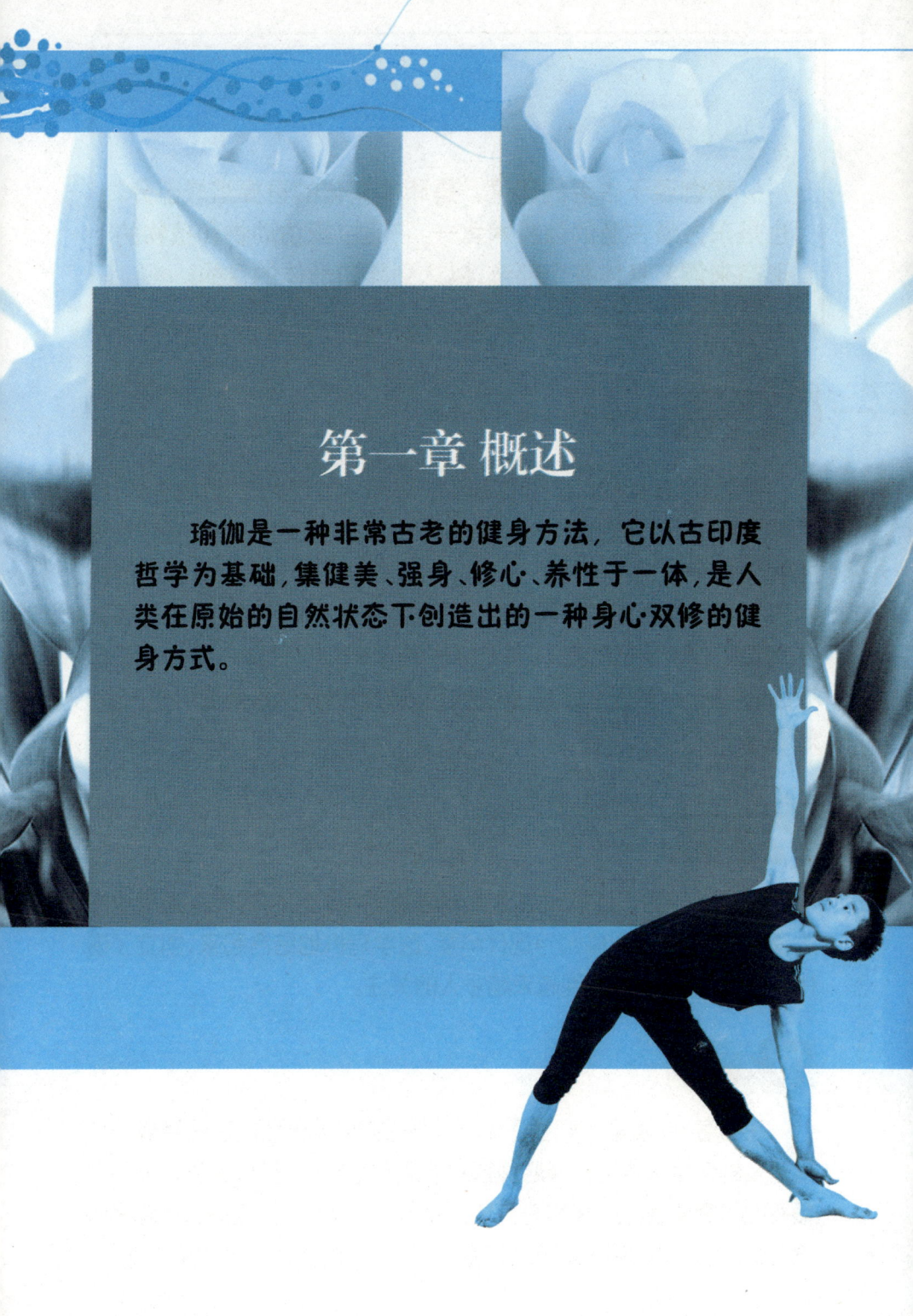

第一章 概述

瑜伽是一种非常古老的健身方法，它以古印度哲学为基础，集健美、强身、修心、养性于一体，是人类在原始的自然状态下创造出的一种身心双修的健身方式。

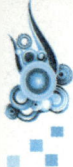

第一节

起源与发展

瑜伽源于古老的印度，是印度文化的重要组成部分，也是东方最古老的强身术之一。它通过模仿动物和植物的形态来调节身体各个部位，以达到雕塑形体的目的。

 **起源** ◆◆◆◆◆◆◆◆

大约五千多年前，古印度高僧为了进入心神合一的最高境界，经常僻居原始森林，静坐冥想。在长时间单独生活之后，高僧们通过观察生物，体悟到大自然中的生存法则，再把这些生存法则验证到人的身上，去感应身体内部的微妙变化。于是他们逐渐懂得了与自己的身体进行对话，探索自己的身体，并开始注重健康和调理身体。经过几千年的钻研归纳，一套理论完整、确切实用的养身健身体系逐渐形成，这就是瑜伽。

 **发展** ◆◆◆◆◆◆◆◆

19世纪开始，印度瑜伽大师罗摩克里希纳和他的传人维韦卡南达、奥罗宾多等人把瑜伽与现代科学、医学有机地结合起来，创立了现代瑜伽，使瑜伽运动受到越来越多人的关注。

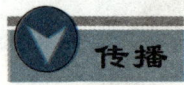 **传播**

在印度，瑜伽是人们生活中不可缺少的组成部分，它已经成为非常普及的强身健体与拓展心灵智慧的运动方式。另外，印度还设有很多专门研究瑜伽的机构和培养瑜伽专业人才的学校，更有越来越多的瑜伽师漂洋过海，赴欧美等地收徒授艺，将瑜伽运动带到世界各地。

近年来，瑜伽运动风靡世界，尤其是西方国家，很多热爱健身的人对瑜伽情有独钟，健身俱乐部也纷纷开设瑜伽课程。

与印度古典瑜伽相比，现代瑜伽强调在生活的当下用功，练习者更注重于把瑜伽作为一种生活观点或态度，融入日常生活体验里，即经过瑜伽体位法的练习和呼吸法与静坐，将身体的肌肉、骨骼、经脉和内分泌系统调节到最佳状态，达到健康、美体、美容、身心愉快的目的。

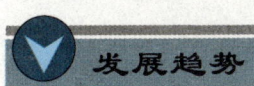

发展趋势

为更广泛地开展群众性体育活动，增强人民体质，推动我国社会主义现代化建设事业发展，1995 年 6 月，国务院提出了《全民健身计划纲要》，号召全社会广泛开展全民健身运动。目前，全民健身运动在全国范围内蓬勃发展，具有中国特色的全民健身体系的框架已经初步形成。全民健身运动的开展，有利于提高人民的生活质量，丰富业余文化生活，促进社会进步；有利于加强社会主义精神文明和物质文明建设，提高我国的综合国力，振奋民族精神。

近几年，随着瑜伽运动的普及，我国也掀起了全民练习瑜伽的热潮。瑜伽包含伸展、力量、耐力和强化心肺功能的练习，能促进身体健康，协调机体功能，还可以引导改善自身的生理、心理和精神状态，在安静、舒缓、祥和的气氛中，给人们带来健康、美丽、自信和快乐。作为一项老少皆宜的健身运动，瑜伽已成为全民健身计划不可或缺的组成部分。

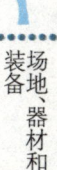

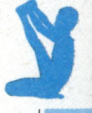

第二节

场地、器材和装备

瑜伽运动对场地、器材和装备的要求并不高，但是高质量的场地是运动顺利开展的前提，而良好的器材和装备则是练习者发挥较高水平的必要保证。

场地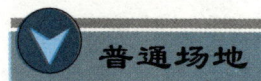

一般情况下，瑜伽可以在普通场地进行，但是高水平的训练则应该在健身馆中进行，以保证运动的舒畅，避免运动损伤的发生。

普通场地

规格

普通场地较为灵活，无论是在家中，还是在公司办公室，只要有一个可容平躺的空间即可。因此，即便是在旅行中也可以自由练习。

要求

（1）如在室内练习，应选择安静、通风良好的房间，空气要新鲜，可以自由吸入氧气；

（2）如在室外练习，环境要幽静，不要在大风、寒冷或不洁、有烟味的空气中练习；

（3）由于瑜伽运动涉及许多柔软动作，练习时难免有挤压肢体、肌肉的状况，所以应避免在坚硬的地板或太软的弹簧床上练习，否则易造成擦伤或因失去重心而使身体受到损伤。

健身馆 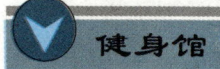 见图1-2-1

规格

健身馆应保持干净，地面最好是专业地板。

设施

健身馆一定要有镜子，这样练习者可在镜前练习，及时纠正自己的错误动作。表现力较好的练习者可在镜前一边练习一边欣赏自己优美的动作。

要求

（1）健身馆的光线必须充足，并且通风条件良好；

（2）地面应经常打扫并保持整洁，这对练习者的健康是十分重要的。

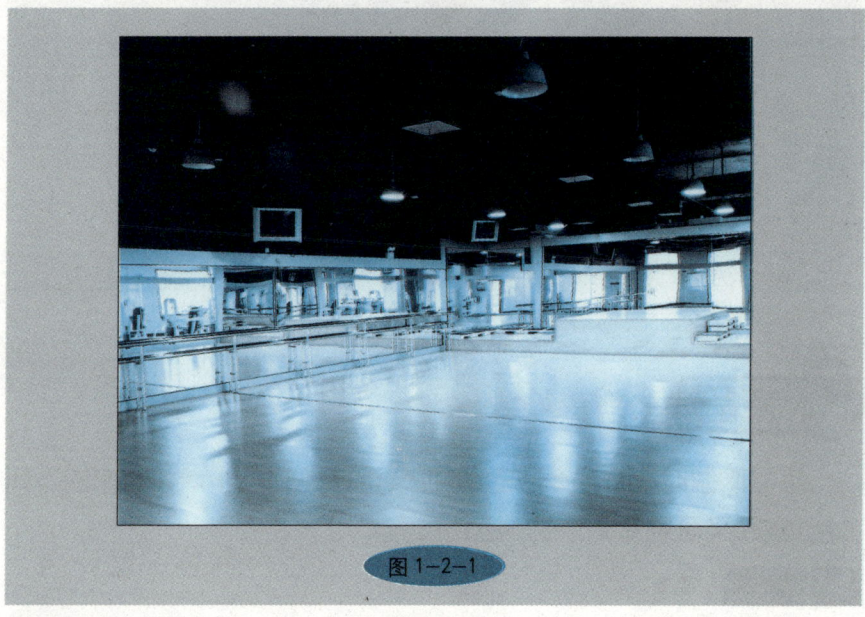

图1-2-1

器材 ◆◆◆◆◆◆◆◆◆

瑜伽练习要在专业的瑜伽垫上进行，确保垫子不要在地面上滑动。

❀ 规格　见图1-2-2

瑜伽垫的大小应依平躺时的身长和个人体形而定，在承受身体重量时不能出现过度坚硬或松软凹陷的地方。

❀ 材质

市场上出售的瑜伽垫一般分为 PVC、PVC 发泡、EVA、EPTM、防滑垫 5 种材质。其中 PVC 发泡是最专业的（PVC 含量 96%，瑜伽垫的重量是 1500 克左右）。

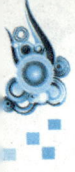

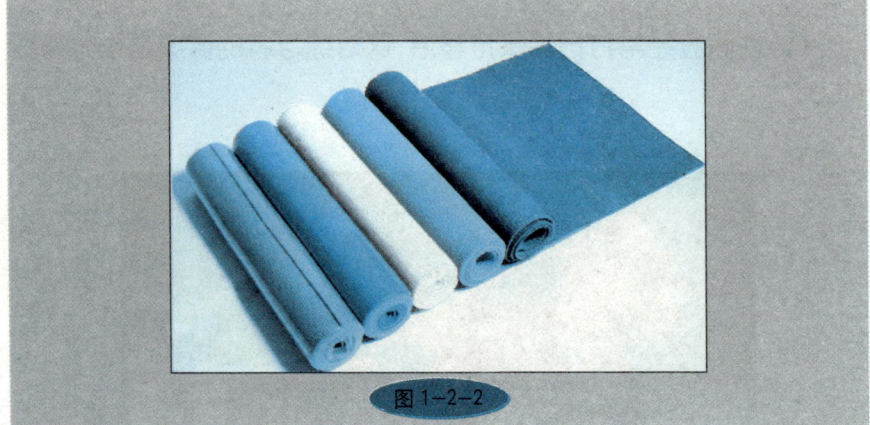

图 1—2—2

 装备

练习瑜伽时最好穿专业的瑜伽服，这样既有利于增强动作的表现力与美感，又可避免不必要的运动损伤。

❀ 款式　见图 1—2—3

瑜伽练习以赤脚为好，穿着应尽可能简单，以便身体能自由活动。上身应穿着宽松的衣服，下身可穿短裤、宽筒裤或是中国传统的练功裤，女子也可穿弹力裤。

❀ 要求

练习瑜伽前应去除身上不必要的束缚，如腰带、领带、手表和其他大的饰物等。

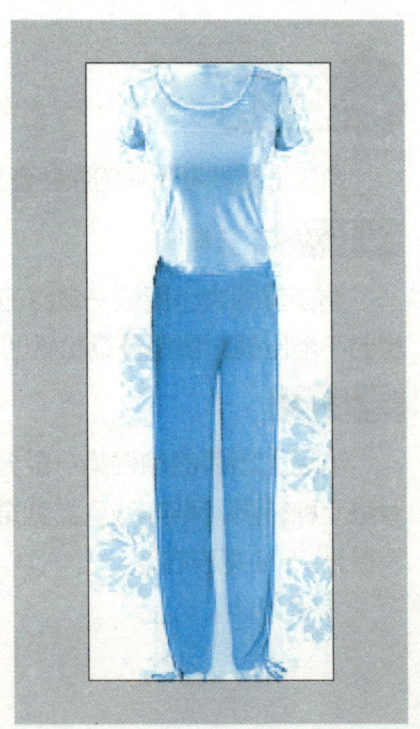

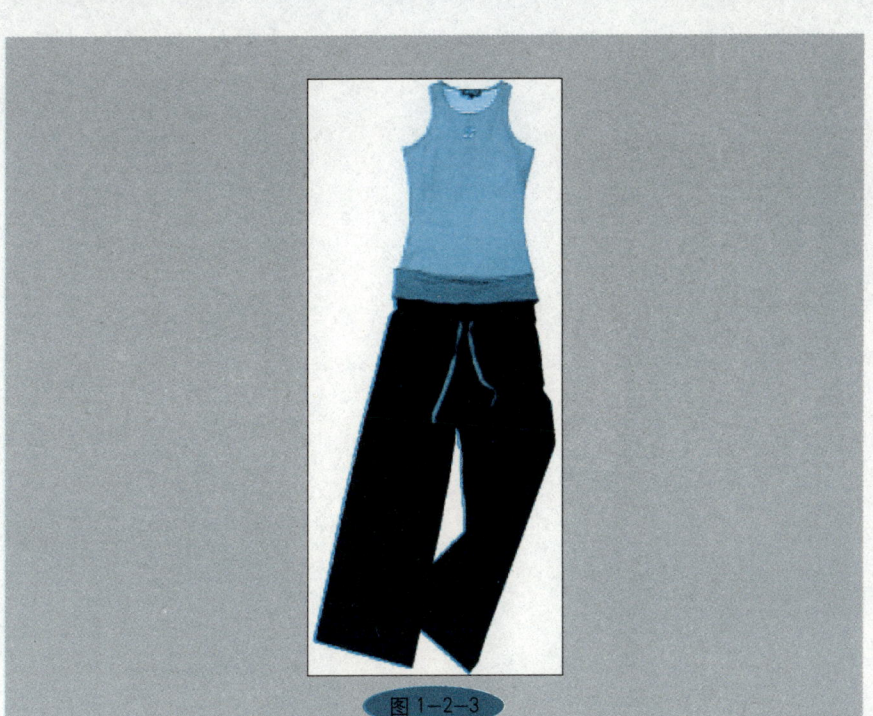

图 1-2-3

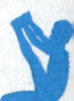

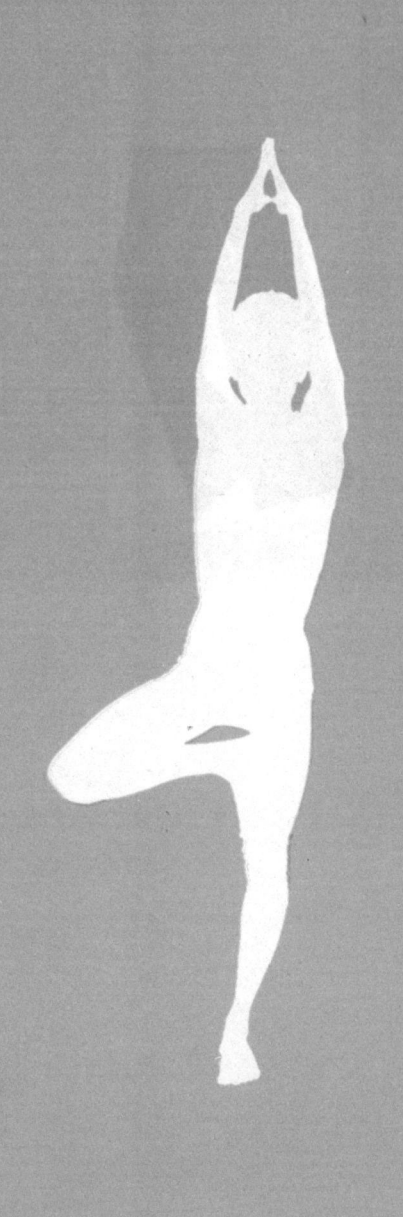

第二章 运动保健

体育运动对增强体质、预防疾病和促进健康具有良好的作用。但是,并非所有人从事相同的运动都会达到同样的效果。对于同一种运动负荷,不同人机体的反应差异是很大的,即使同一个体,在不同时期、不同机能状态下,对同一负荷的反应及效果也是不一样的。因此,对于不同个体,应制定适合其机能需要的运动强度、时间、频率和持续周期。从事体育锻炼一定要讲究科学性,使机体最大限度地获得运动价值,使某些疾病得到有效的防治。

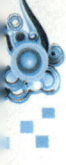

第一节

自我身体评价

　　自我身体评价是指根据个体的不同情况以及简单的功能评定标准，对锻炼者进行身体评价，并以此为依据，确定具体的锻炼内容。

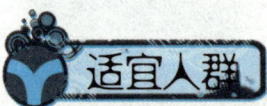 适宜人群

　　体适能是全身适应性的一部分,是人体精神和体力对现代生活的适应能力。为了促进健康,预防疾病,提高生活质量和工作学习效率,几乎所有人都可以追求健康体适能, 而且经过简单的评价和测试,均可以成为目标人群,即适宜人群。

 健康体适能评价标准

　　健康体适能是指身体有足够的活力和精力处理日常事务，而不会感到过度疲劳，并且还有足够的精力去享受休闲活动和应对突发事件。

　　健康体适能是确定锻炼者是否为运动适宜人群的主要依据。目前的评价标准主要包括国民体质测定标准、学生体质测定标准和普通人群体育锻炼标准等。

　　国民体质测定标准主要包括形态指标、机能指标和素质指标 3 个部分，各项指标的测定结果均为 1～5 分，共 5 个级别。凡各项指标达不到 4 分或 5 分者，均应被纳入健身人群。

　　学生体质测定标准分为优秀、良好、及格和不及格 4 个级别。优秀水平以下者，均应被纳入健身人群。

　　普通人群体育锻炼标准分为 5 个级别，凡达不到 4 分或 5 分者，均应被纳入健身人群。

简易运动功能评定

简易运动功能评定的目的在于确定锻炼者有无运动禁忌症或临时运动禁忌的情况，即是否适合参加体育锻炼，以达到防备万一、避免意外事故发生的目的。目前通行的方式为3分钟踏台阶测试。

❋ **目的**

测试锻炼者运动后心率恢复的情况，以评估其心肺功能。

❋ **器材** 见图2-1-1

30厘米高的长凳、节拍器、秒表和时钟。

❋ **步骤** 见表2-1-1

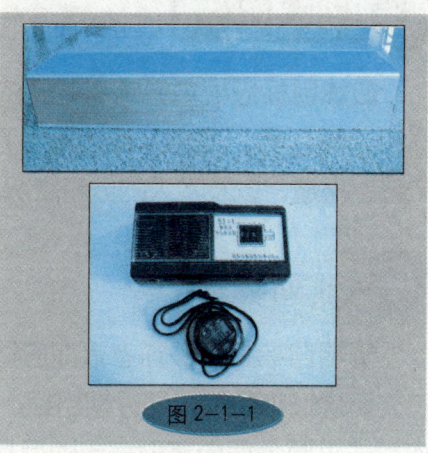

图2-1-1

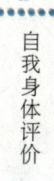
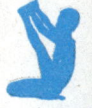

（1）节拍器设定为每分钟96次，锻炼者依"上上下下"的节拍运动3分钟。

（2）锻炼者完成3分钟踏台阶后，5秒钟内开始测量其脉搏，时间为1分钟，记录其心率，并依据下表评价其功能水平。

（3）运动后心率越低，证明其心肺功能越好。在运动强度允许的范围内，锻炼者可选择运动强度的较高值来进行运动。

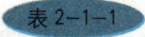 表2-1-1　3分钟踏台阶测试评价表

	年龄(岁)	欠佳(次)	尚可(次)	一般(次)	良好(次)	优异(次)
男士	18~25	>115	105~114	98~104	89~97	<88
	26~35	>117	107~116	98~106	89~97	<88
	36~45	>119	112~118	103~111	95~102	<94
	46~55	>122	116~121	104~115	97~103	<96
	56~65	>119	112~118	102~111	98~101	<97
	65+	>120	114~119	103~113	96~102	<95
女士	18~25	>125	117~124	107~116	98~106	<97
	26~35	>128	119~127	111~118	98~110	<97
	36~45	>128	118~127	110~117	102~109	<101
	46~55	>127	121~126	114~120	103~113	<102
	56~65	>128	118~127	112~117	104~111	<103
	65+	>128	122~127	115~121	101~114	<100

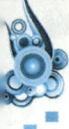

如锻炼者经过努力仍无法达标，或出现头晕、胸闷、出冷汗等症状，应立即终止测试。运动中应特别考虑运动强度，以防止出现意外。

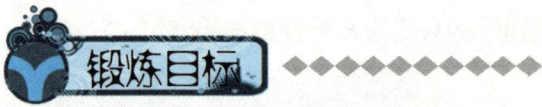

锻炼目标

锻炼目标应根据锻炼者不同的身体状况来确定，可分为近期目标和远期目标。此外，确定锻炼目标还应结合锻炼者的运动意向、愿望、兴趣，以及本人的健康状况、疾病程度等因素来进行。

近期目标

近期目标是指锻炼者近期应达到的目标。在进行运动之前，应首先明确锻炼目标，即近期目标。选择一两个健康体适能构成要素，作为未来两个月内努力完成的目标，而且应从成功概率较高的构成要素开始，并将预期两个月后要达到的目标做上记号，如提高某个或某些关节的活动幅度，增强某个肌肉群的力量等。

远期目标

远期目标是指锻炼者最终要达到的目标。实践证明，经过科学合理的锻炼后，锻炼者是可以达到一般的远期目标的，如提高心肺功能，使其达到优秀的等级，或达到降血脂、防治高血压和冠心病的目的等。

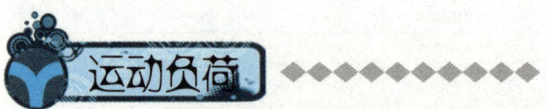

运动负荷

运动负荷即运动量。怎样控制运动量，合适的运动时间是多少等，一直是人们争论不休的问题。但有一点是可以肯定的，那就是任何有关身体活动的意见和建议，都需要综合考虑锻炼者的身体状况和所要达到的目标，并以此为依据来制订科学的身体锻炼计划。

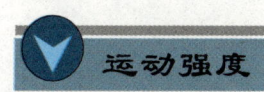
运动强度

在运动过程中，运动强度过小，则无法达到锻炼的效果；运动强度过大，不仅达不到最佳的锻炼效果，还可能产生一些副作用，甚至出现意外事故。确定运动强度有两种方法，即心率简易推测法和主观感觉疲劳分级表推测法。

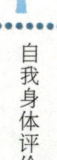

心率简易推测法

（1）年龄在 20 岁左右的年轻人，身体健康，能坚持体育锻炼，欲进一步提高身体机能，可取最大心率值（最大心率值＝220－年龄）的 65%～85%。

（2）年龄在 45 岁以下，身体基本健康，有运动习惯者，开始进行健身锻炼，可取最大心率值的 65%～80%，没有运动习惯者，开始进行健身锻炼，可取最大心率值的 60%～75%。

（3）年龄在 45 岁以上，身体基本健康，有运动习惯者，开始进行健身锻炼，可取最大心率值的 60%～75%，没有运动习惯者，建议根据自身情况咨询专业人员来指导和确定运动强度。

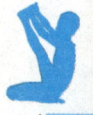

主观感觉疲劳分级表推测法　　见表 2-1-2

运动的疲劳程度大致分为 10 级,具体为:0～1 级,没感觉;2～3 级,尚轻松;4～5 级,稍累;6～7 级,累;8～9 级,很累;10 级,精疲力竭。因此,健身锻炼的运动强度应控制在主观感觉疲劳程度的 4～7 级。

表 2-1-2　主观感觉疲劳分级表

0 没感觉		2 尚轻松		4 稍累		6 累		8 很累		10 精疲力竭

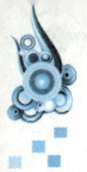

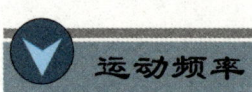 **运动频率**

运动频率是指每日及每周锻炼的次数。一般每周锻炼 3～4 次，即隔日锻炼 1 次即可。有充足的休息时间，可使机体得到充分的休息，收到更好的锻炼效果。

 运动持续时间

运动强度和运动持续时间，决定了一次锻炼的运动量和热量消耗。运动持续时间与运动强度成反比，运动强度大，运动持续时间可相应缩短，运动强度小，则运动持续时间应相应延长。

一般的健身锻炼，运动持续时间以每天 20～60 分钟为宜，其中包括准备活动时间、健身锻炼时间和整理活动时间。每次健身锻炼应在 20 分钟以上，锻炼可一次性完成，也可分段进行，但每段的活动时间应在 10 分钟以上。

第二节

运动价值

运动价值是人们一直在探讨的问题。一般认为，运动具有两方面的价值，即健身价值和心理价值。身体和精神的健康是相互依存的，伴随着身体功能的改善，精神状况也能同时得到改善。

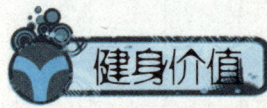 **健身价值** ◆◆◆◆◆◆◆◆

健身价值在于提高体适能。体适能包括心肺耐力素质、肌肉力量素质、柔韧性素质和身体成分等。体适能的发展是积极从事锻炼的结果，只有规律性的体育锻炼才能达到最佳的体适能。

提高心肺耐力素质

心肺耐力是指全身肌肉进行长时间运动的持久能力，是体内心肺系统对身体各细胞的供氧能力。人体的心脏、肺、血管、血液等组织的功能是心肺耐力的基础，它们与氧气和营养物质的输送以及代谢物的清除有关。健全的心肺功能是健康的基本保证。

系统的体育锻炼，可以使心肌增厚，收缩力加强，心室容积增大，从而使心脏的泵血功能增强，表现为心血输出量增加。

系统的体育锻炼，呼吸系统机能也将得到提高，表现为呼吸肌的力量增强，肺活量、肺通气量明显增加，保证对机体供氧的能力。

系统的体育锻炼，可以促进血管系统的形态、机能和调节能力产生良好的适应力，从而提高机体的工作能力。

系统的体育锻炼，可以使血液系统产生某些适应性变化，如血容量增加、血黏度下降、红细胞膜弹性增强和红细胞变形能力增强等。

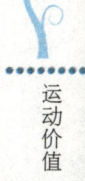

運
动
价
值

提高肌肉力量素质

肌肉力量是指肌肉最大收缩产生的对抗阻力或负荷的能力。肌肉力量只有达到一定的程度，才能克服外界阻力，而克服外界阻力是维持日常生活自理、从事各种劳动和运动的必要前提。

系统的体育锻炼，可以提高肌肉的生理横断面积，可以改善神经系统对肌肉收缩的支配功能，还可以提高肌肉内代谢物质的储备量，使肌肉力量得到提高。

提高柔韧性素质

柔韧性是指人体各关节的活动幅度，即关节的肌肉、肌腱和韧带等软组织的伸展能力。柔韧性对于保证正常生活质量、维持正常体态、预防损伤发生和减轻损伤程度等方面均起到至关重要的作用。

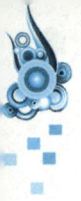

系统的体育锻炼，还可以延缓因年龄因素而导致的柔韧性下降，预防因缺乏运动而导致的关节结构、周围软组织和膝关节肌肉退化，从而使锻炼者的日常生活、劳动和运动等更加充满活力。

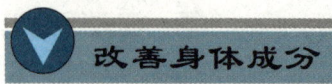

改善身体成分

身体成分是指人体体重中的脂肪组织和去脂组织的重量百分比。身体成分中的脂肪成分增加，肌肉成分必然下降。身体中不具备收缩功能的脂肪组织增加，必然导致身体进行各种活动的能力下降，基础代谢水平降低，肥胖症、冠心病、高血压、糖尿病、高血脂等慢性疾病发病率的提高。因此，身体成分是保证人体健康的重要内容之一。

通过系统的体育锻炼，随着锻炼者体质的增强，热量消耗便随之增加，进而燃烧掉体内多余的脂肪，使身体成分得到改善。而身体成分的改善，又可以减少体重对关节可能带来的不利影响，还可以使肥胖者的心理状况得到改善，增强其自信心，使其逐步建立起健康的生活方式。

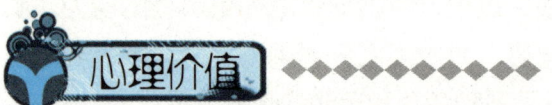

心理价值

研究证明，有规律的体育锻炼不但可以使锻炼者增强体质、促进身体健康、预防一些慢性疾病，还可以提高锻炼者的生活满意度和生活质量，对其心理健康产生积极影响。

体育锻炼的心理健康效应主要表现在六个方面：

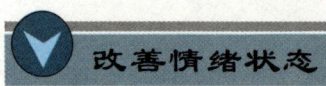

改善情绪状态

短期效应

研究发现，体育锻炼对人的情绪状态具有显著的短期效应。运动后人们的焦虑、抑郁、紧张和心理紊乱等症状会明显减轻，而精力和愉快程度则明显增强。而且这种情绪的迅速变化，与锻炼者个体的健康状况、活动形式和活动强度等有着直接的联系。

 长期效应

体育锻炼对人情绪的长期效应有着直接的影响，与不锻炼者相比，有规律的锻炼者在较长时期内很少会产生焦虑、抑郁、紧张和心理紊乱等情绪。

完善个性行为特征 见表2-2-1

见表2-2-1

人们的行为特征一般可以分为两种类型，用 A 型行为特征和 B 型行为特征来表示。A 型行为特征主要表现为性情急躁、争强好胜、容易激动、整天忙碌和做事效率高等。B 型行为特征主要表现为不好竞争、不易紧张、不赶时间、对人随和、喜欢自由自在等。具有 A 型行为特征的人由于过度紧张的情绪反应，会引起内分泌失调，增加心脏病发病的概率。目前的一些研究主要集中在体育锻炼对改变 A 型行为特征的作用方面。研究结果表明，有规律的体育锻炼能明显改变 A 型行为特征。

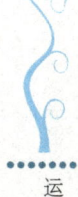
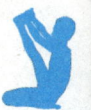

运动价值

表 2-2-1　A、B 型个性行为特征常见表现

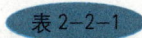

A 型行为特征者常见表现	B 型行为特征者常见表现
约会从来不迟到	对约会很随便
竞争意识很强	竞争意识不强
别人要讲话时总爱抢先或插话	是别人讲话时很好的听众
总是匆匆忙忙	即使有压力也从不匆忙
等待时缺乏耐心	能够耐心等待
干事时全力以赴	处事漫不经心
同时想干很多事	在一段时间里只干一件事情
讲话喜欢用加强语气，甚至敲桌子	讲话语速缓慢、不慌不忙
做了好事希望能得到别人的认可	只要自己满意即可，不管别人怎样想
吃饭、走路都很快	做事情很慢
不善与人相处	为人随和
容易暴露自己的感情	能控制自己的感情
具有广泛的兴趣	没什么业余爱好
雄心壮志	满足于目前的工作和学习状况

确立良好自我概念

自我概念是指个体对自己身体、思想和情感的主观整体评价，它由许多自我认识组成，包括我是什么人、我主张什么和我喜欢什么等。

坚持体育锻炼，可以使锻炼者体格强健、精力充沛、提高驾驭身体的能力，从而改善对自身的满意程度，确立良好的自我概念。

改变睡眠模式

根据脑电图的显示，人的睡眠可以分为两种状态，即慢波睡眠状态和快波睡眠状态。前者为浅度睡眠状态，后者为深度睡眠状态。一夜之间两种睡眠状态会交替发生 4～5 次。

有规律的体育锻炼不仅对慢波睡眠有促进作用，而且能缩短入眠的潜伏期，并延长睡眠的时间。

改善认知能力

体育锻炼还能改善人的认知过程，避免反应时间过长、注意力不集中和思维混乱等症状的发生，尤其对老年人的认知能力改善效果更为明显。

增加心理治疗效应

体育锻炼被公认为是一种心理治疗的好方法。目前人群中常见的心理疾患是抑郁症和焦虑症。研究发现，体育锻炼是治疗抑郁症的有效手段之一，抑郁症患者经过有规律的体育锻炼，抑郁症状能明显减轻。

体育锻炼还具有治疗焦虑症的作用，通过有规律的体育锻炼，可以使锻炼者的焦虑症状明显改善。

第三节

运动保护

　　在运动过程中，人体机能会随时发生变化。因此，应针对这种机能变化的特点来进行体育锻炼，也就是我们所说的运动保护。运动保护一般包括运动前准备、运动后放松和自我养护三个方面。

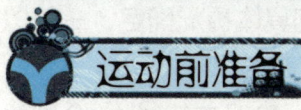 运动前准备

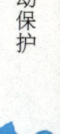

　　准备活动是指在正式运动之前进行的有目的的身体练习。做好充分的准备活动，可以缩短机体进入最佳状态的时间，同时还可以预防运动损伤的发生，为机体发挥最大的工作效率做好功能上的准备。

 准备活动的作用

提高中枢神经系统兴奋状态

　　(1)使大脑反应速度加快，参加活动的运动中枢神经相互协调。
　　(2)为正式运动时生理机能达到适宜程度提前做好准备。

提高机体代谢水平

　　(1)准备活动可以使锻炼者体温升高，降低肌肉黏滞性，使肌肉的伸展性、柔韧性和弹性增强，从而有效预防运动损伤的发生。
　　(2)准备活动可以增强体内代谢酶的活性，使物质代谢水平提高，以保证运动时有较充分的能量供应。

克服内脏器官生理惰性

　　(1)准备活动可以提高心血管系统和呼吸系统的机能水平，使肺通气量及心血输出量增加。
　　(2)可以使心肌和骨骼肌的毛细血管扩张，使其工作肌获得更多的氧，从而克服内脏器官的生理惰性，使之尽快达到最佳状态。

增加皮肤毛细血管血流量

准备活动可以使皮肤毛细血管的血流量增加，运动后毛细血管扩张，有利于散热，降低体温，有效防止开始正式活动时由于体温过高而影响运动能力。

准备活动要求

准备活动时间

（1）准备活动的时间可以根据运动项目的具体情况确定，一般以10～30分钟为宜。

（2）准备活动与正式运动的间隔时间，一般以不超过15分钟为宜，可以在做完准备活动后立刻进行正式运动。

准备活动强度

（1）准备活动的强度和量应较正式运动小，以免引起不必要的疲劳。

（2）准备活动的量可以由心率来决定，心率以100～120次／分为宜。

准备活动内容

 一般性准备活动

一般性准备活动的内容多以伸展运动开始，然后进行一般性的跑步、徒手体操等活动。

下面介绍一套常用的一般性准备活动操，供锻炼者运动前使用。这套活动操主要包括头部运动、肩部运动、扩胸运动、体侧运动、体转运动、髋部运动和踢腿运动等。

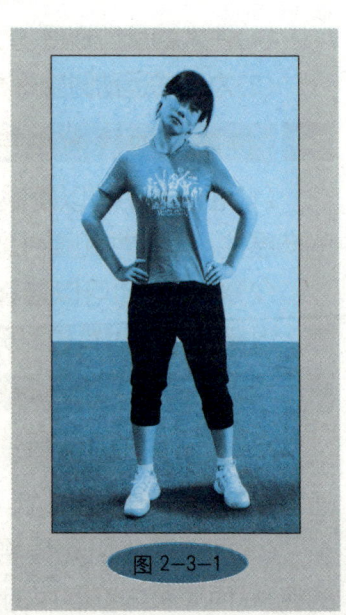

图 2-3-1

头部运动

头部运动的动作方法（见图 2-3-1）：两手叉腰，两脚左右开立，做头部向前、向后、向左、向右，以及绕环运动。

肩部运动

肩部运动的动作方法（见图 2-3-2）：手扶肩部，屈臂向前、向后绕环，以及直臂绕环。

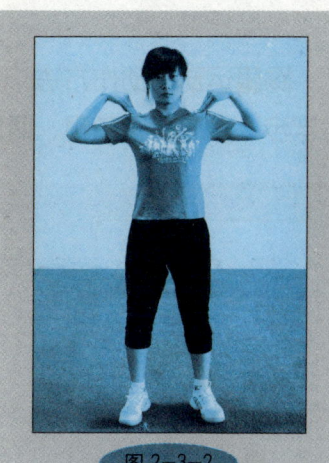

图 2-3-2

扩胸运动

扩胸运动的动作方法（见图 2-3-3）：屈臂向后振动及直臂向后振动。

体侧运动

体侧运动的动作方法（见图 2-3-4）：两脚左右开立，一手叉腰，另一臂上举，并随上体向对侧振动。

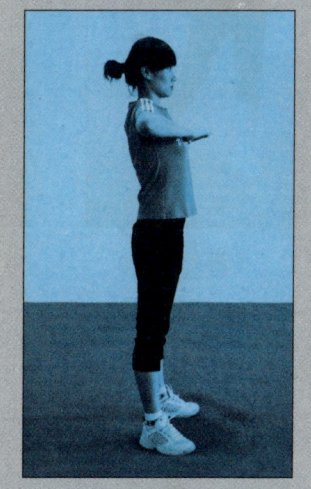

体转运动

体转运动的动作方法（见图 2-3-5）：两脚左右开立，两臂体前屈，身体向左、向右有节奏地扭转。

髋部运动

髋部运动的动作方法（见图 2-3-6）：两脚左右开立，两手叉腰，髋关节放松，向左、向右 360 度旋转。

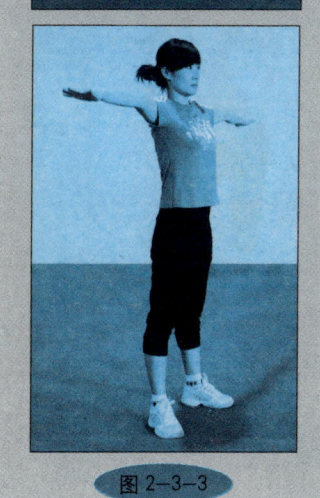

图 2-3-3

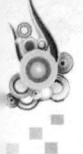

踢腿运动的动作方法（见图 2-3-7）：两臂上举后振，同时一腿向后半步，重心置于前腿，两臂下摆后振，同时向前上方踢腿。

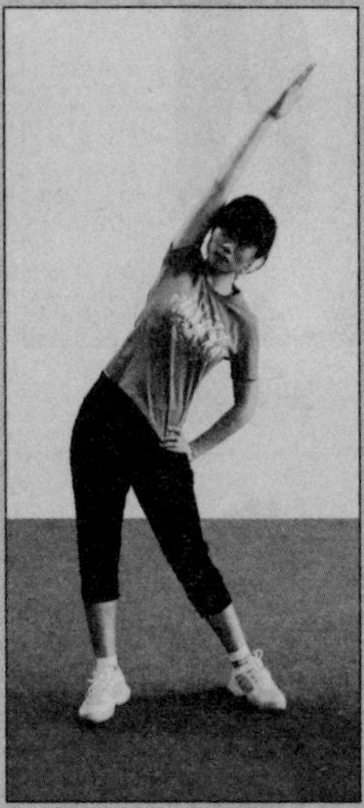

运动保健

图 2-3-4

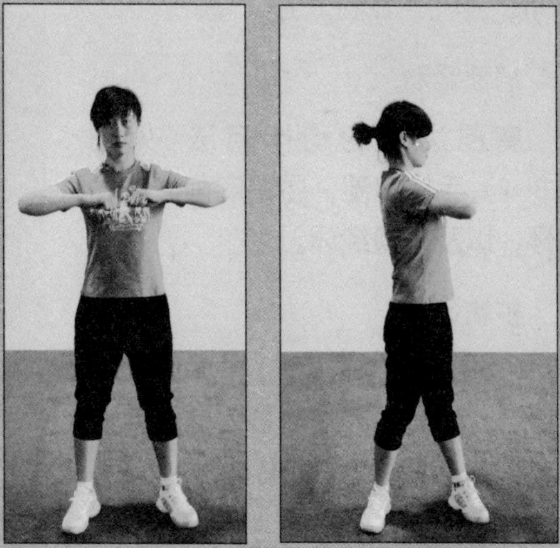

图 2-3-5

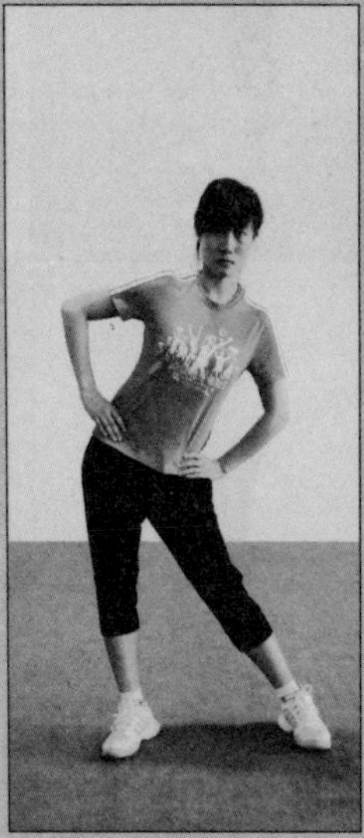

图 2-3-6

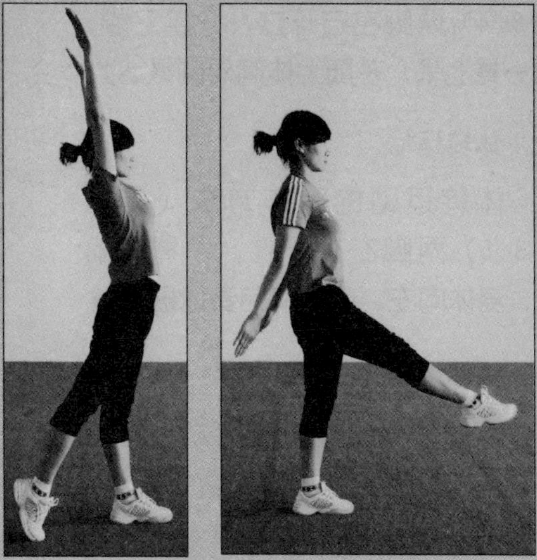

图 2-3-7

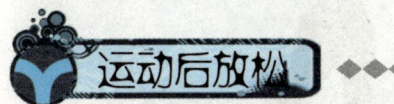

专门性准备活动

专门性准备活动的动作方法、节奏和强度等与正式锻炼相似，目的是使人体主要肌群在运动前得到动员，为正式锻炼做好准备。

运动后放松

运动后放松是指运动之后所进行的一些能够加速机体功能恢复的、较轻松的身体活动。与运动前准备活动相反，其目的是使锻炼者的生理机能水平逐步得到恢复。

放松方法

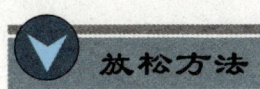

运动性手段

（1）运动结束后，锻炼者可采用变换运动部位的方法来消除疲劳，如上肢出现疲劳时可做一些慢跑运动，下肢出现疲劳时可做一些上肢运动。

（2）转换运动类型也是一种不错的放松方法，如打羽毛球出现疲劳时，可从事瑜伽运动来达到放松的目的。

（3）还可以用调整运动强度的方法来缓解疲劳，如可以在放松过程中，采用小强度的轻微运动方法等。

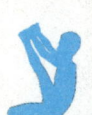

整理活动　见图 2-3-8

（1）整理活动是指运动后所做的一些能够加速机体功能恢复的身体活动，如剧烈运动后进行 3～5 分钟慢跑或其他整理活动，使身体机能得以恢复。

（2）剧烈运动后如不做整理活动而骤然停止动作，会影响氧气的补充和静脉血的回流，使机体血压降低，引起不良反应。

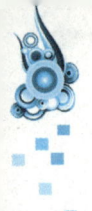

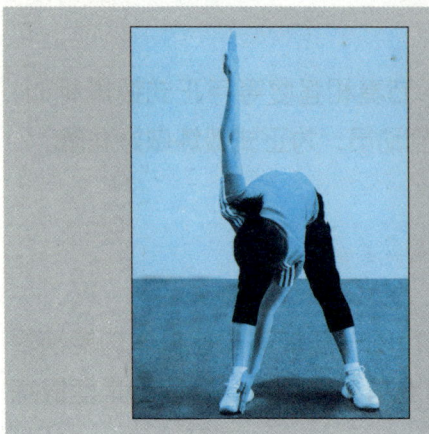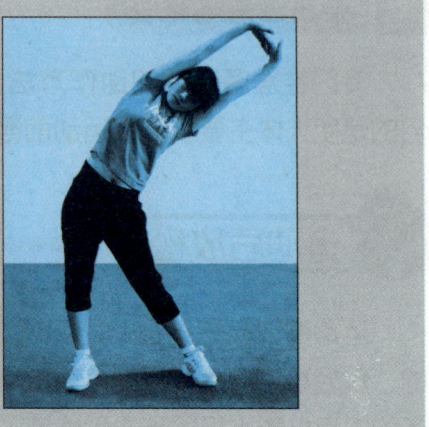

图 2-3-8

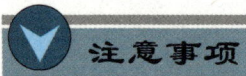

（1）在进行整理活动时动作应缓慢、放松，运动量不要过大，否则会引起新的疲劳。

（2）在进行整理活动时，应当保持心情舒畅、精神愉快。

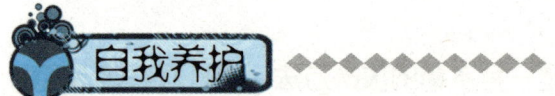

锻炼后，锻炼者感觉身体疲劳是一种正常的生理现象，是体育锻炼过程中的正常反应，随着体育锻炼时间的延长，疲劳症状会自然消失。运动性疲劳出现后，锻炼者如果采用一些自我养护措施，可以加速身体机能的恢复，尽快消除疲劳，提高锻炼效果。常见的自我养护方法主要包括运动后休息、合理营养和物理手段等三种。

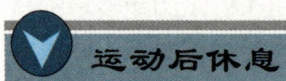

静止性休息　见图 2-3-9

（1）静止性休息是指锻炼者运动后保持机体相对的静止状态，以促进身体机能的恢复，尽快消除疲劳。

（2）静止性休息的最佳方式之一是睡眠，特别是刚开始从事锻炼者，身体不适应或疲劳症状明显时，更应该保证足够的睡眠，否则，锻炼者虽然积极参加了体育锻炼，但收效甚微，甚至会导致过度疲劳症状的发生。

（3）静止性休息更适合于消除全身运动导致的整体疲劳症状。

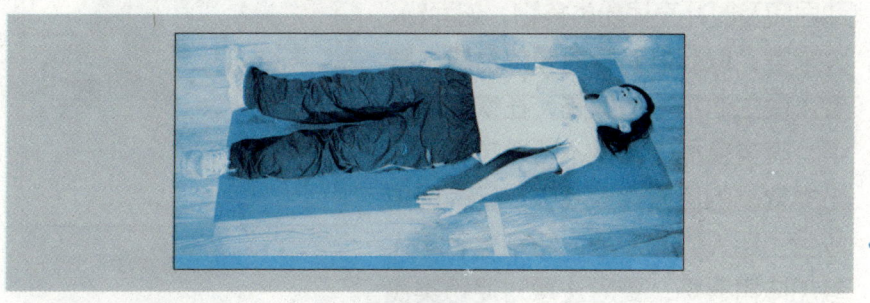

图 2-3-9

积极性休息 见图 2-3-10

（1）积极性休息更适合由于少量肌肉群参与工作而导致的局部疲劳，或运动强度较大而导致的快速疲劳。

（2）积极性休息可以加速血液循环，有利于代谢物排出体外，对促进身体机能的恢复具有明显的效果。

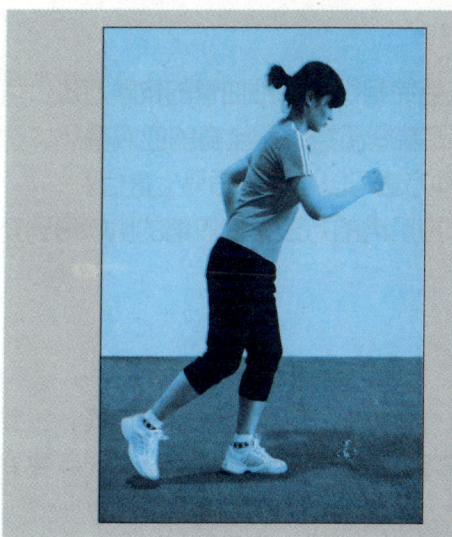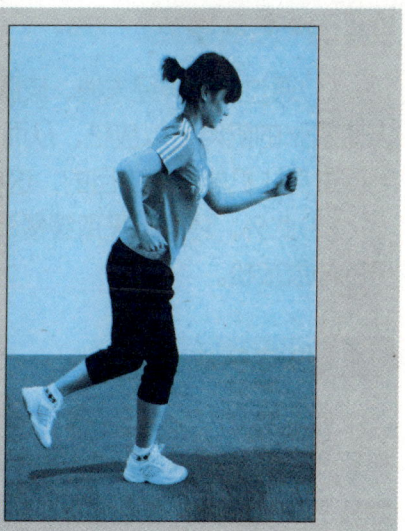

图 2-3-10

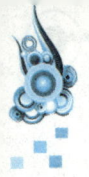

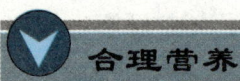 见图 2-3-11

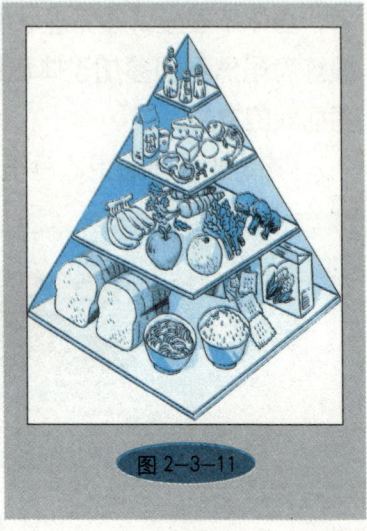

图 2-3-11

小强度、长时间的运动形式，主要是靠糖原的有氧代谢提供能量。运动后应及时补充淀粉类食物，如面粉、大米等，以促进消耗糖原的合成。随着人民生活水平的提高，在饮食结构中，肉类食品的比重不断增加，而淀粉类食品的比重逐渐减少，这一现象应当引起人们的注意，特别是老年人参加体育锻炼，更应注意对淀粉类食物的补充。

强度较大、时间又相对较长的运动形式，主要是靠糖原的无氧代谢提供能量。这样，糖原无氧代谢产物——乳酸便会在体内大量堆积。因此，运动后应多补充蔬菜、水果等碱性食品，以加速乳酸的清除，达到尽快消除疲劳的目的。

▼ 物理手段

❋ 按摩及牵拉 见图 2-3-12

（1）通过刺激神经末梢、皮肤结缔组织和毛细血管的按摩方法，可以使紧张的肌肉得以放松，从而改善局部组织和全身的血液循环，达到促进身体机能恢复的目的，这种方法可以在锻炼后马上进行。

（2）此外，还可以采取缓慢牵拉肌肉的方法，使收缩的肌肉得到充分的伸展放松。

❋ 水疗及电疗

（1）水疗包括芬兰式蒸汽浴、热水浴和桑拿浴等多种形式，主要作用是通过提高体温，促进血液循环，清除代谢物，以达到尽快消除疲劳、恢复体力的目的。

（2）水疗的时间一般以不超过 30 分钟为宜，如果时间过长，会进一步消耗体力，严重时甚至会出现暂时性脑缺血现象。

（3）如果条件允许，还可对疲劳的肌肉进行低频治疗。低频治疗仪的原理是模拟针灸疗法，使用时将电极用不干胶对称地粘贴在运动部位表皮上。这种疗法可以促进局部血液循环，改善组织代谢，缓解肌肉酸痛，消除疲劳。

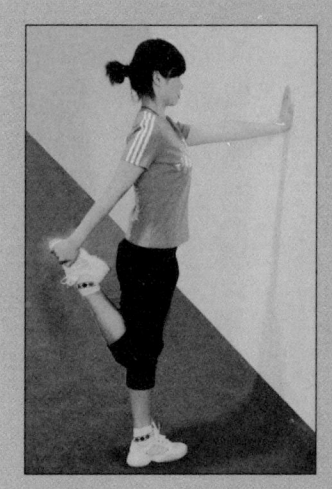
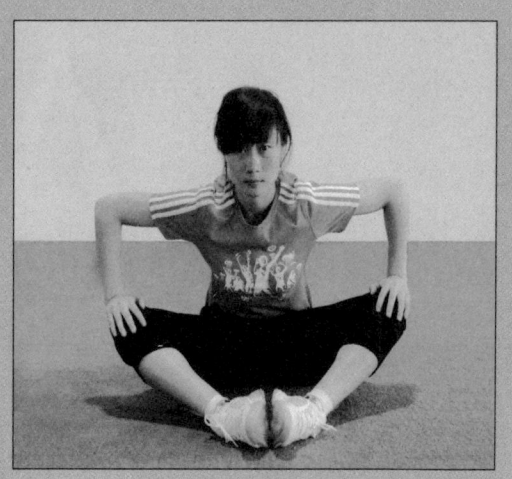
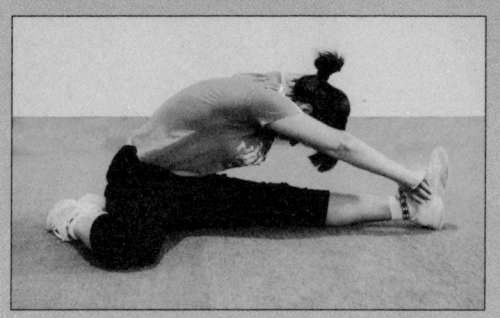
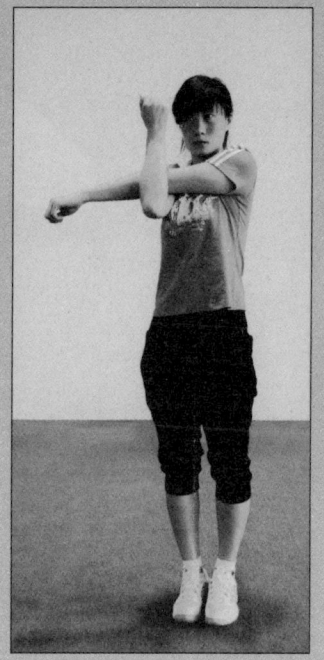
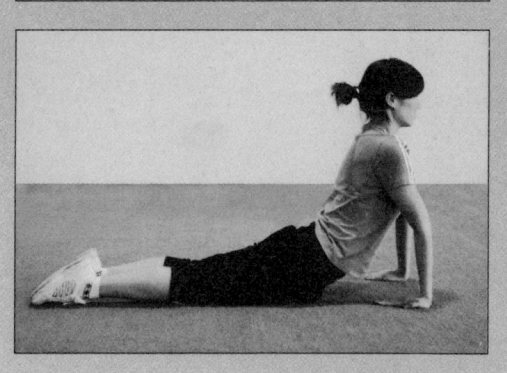

图 2-3-12

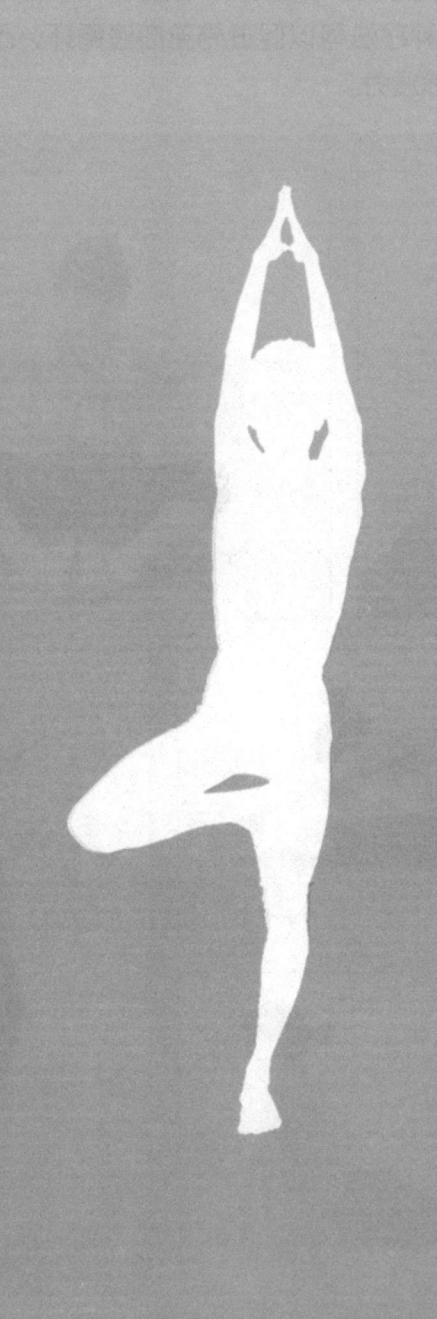

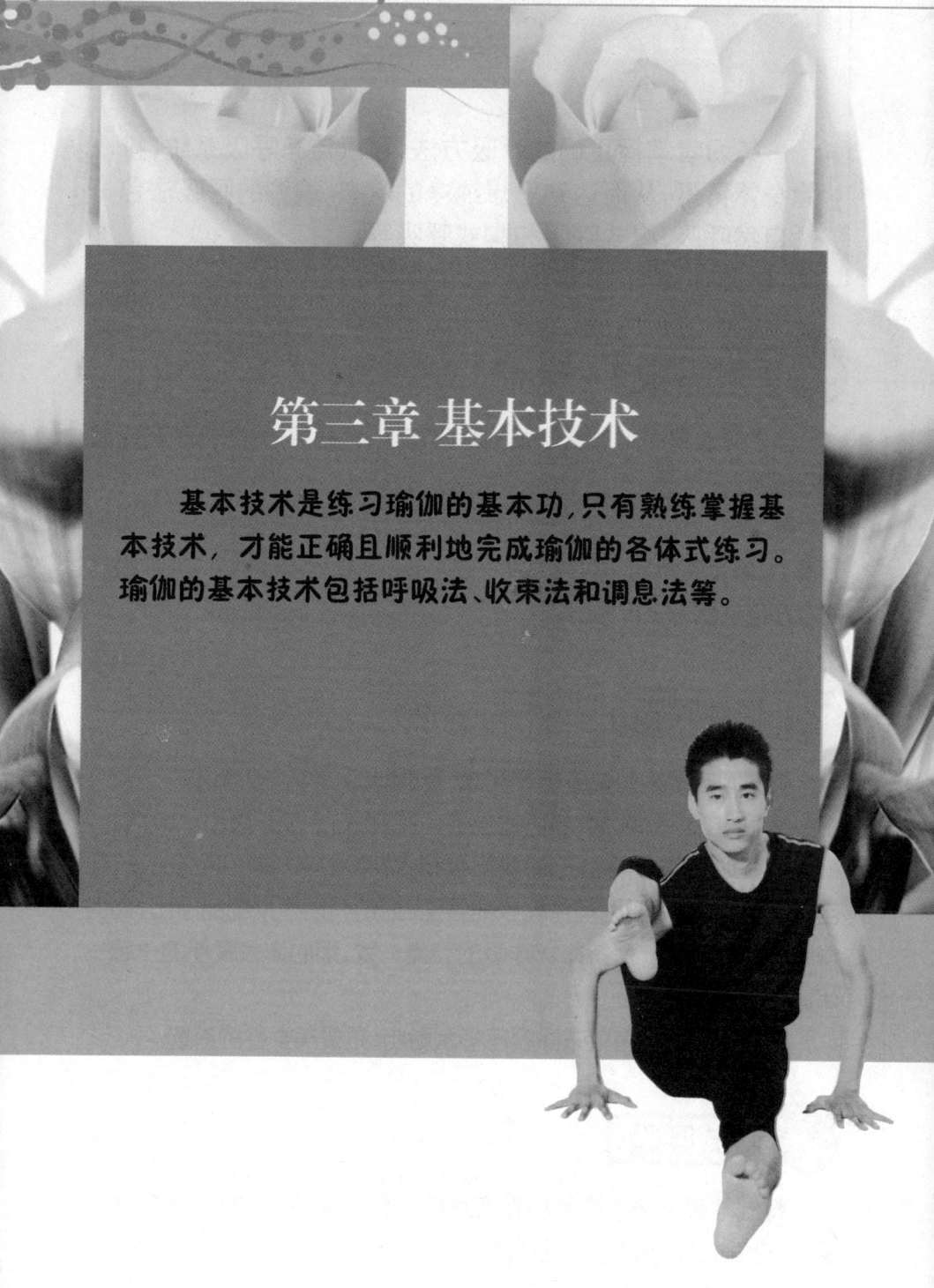

第三章 基本技术

　　基本技术是练习瑜伽的基本功,只有熟练掌握基本技术，才能正确且顺利地完成瑜伽的各体式练习。瑜伽的基本技术包括呼吸法、收束法和调息法等。

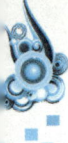

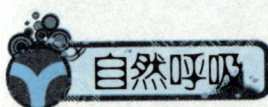

第一节

呼吸法

练习者掌握正确的呼吸方法,可以洁净呼吸系统,排除身体毒素,从而达到思想纯净的状态。瑜伽的呼吸法包括自然呼吸、腹式呼吸和胸式呼吸等。

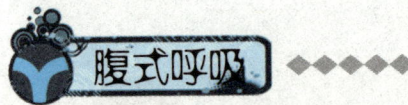

自然呼吸

自然呼吸是一种非常简单的呼吸方法,轻松舒适,适合于在任何时间练习。

练习时,可以采取坐姿或仰卧,闭上双目,将意识完全放于呼吸的节奏上,感受空气随呼吸从鼻孔一进一出,不要强加任何外力,呼吸是完全在自然状态下产生的。

腹式呼吸

腹式呼吸是瑜伽中最重要、也是最基础的一种呼吸方法。

练习时,采取仰卧或舒适的坐姿,可以将右手放于腹部。吸气时,最大限度地向外扩张腹部,使腹部鼓起,胸部保持不动。呼气时,腹部自然凹陷,最大限度地向脊柱收缩腹部,把所有废气从肺部呼出,此时横膈膜自然升起。保持每次呼吸的节奏一致,细心体会腹部的一起一伏。

腹式呼吸可以有效去除腹部多余脂肪,是爱美女性的首选。

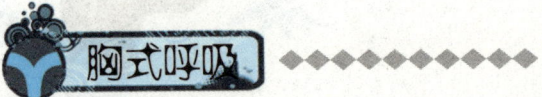

胸式呼吸

胸式呼吸是通过扩张和收缩胸腔,利用肺中间的部位来完成呼吸。它比腹式呼吸需要更多的力气。

练习时,同样采取坐姿或仰卧。吸气时,慢慢地、最大限度地向外、向上扩张胸部。呼气时,慢慢地放松胸腔,感觉胸腔向下、向内收缩,让废气流出去。

第二节
收束法

收束法(梵文 Bandha,音译庞达)是指瑜伽术中的一些"封锁法"。它通过把"生命之气"约束起来,形成某种类型的压力或力量, 以使练习者运用这一力量去实现练习目的。通常在练习瑜伽调息时使用收束法,包括收额收束法、会阴收束法和收腹收束法等。

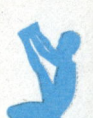

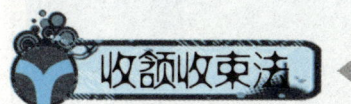 收额收束法 ◆◆◆◆◆◆◆

保持舒适的坐姿,挺直头部和脊骨,闭上双目,放松全身,慢慢深吸气,把气屏息在体内,颈部向前略倾,下颌缓慢置于锁骨与胸腔前部之间的凹口,这个凹口也叫颈凹。

不要向一侧拉伸或倾斜头部,向上提升肩部,一段训练后,颈部向下弯曲会越来越容易,呼吸通畅时保持这一姿势。

返回时,放松肩部,抬高下颌,挺直颈部,呼气,就完成了一轮收额收束。

收额收束法可以帮助清洁鼻腔通道,还有利于缓解愤怒、压力、焦虑等症状。

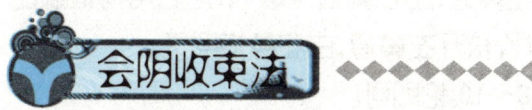 会阴收束法 ◆◆◆◆◆◆◆

保持舒适的坐姿,膝盖紧贴地板,挺直头部和脊骨,闭上双目,放松全身,慢慢深吸气,收额,尽力收缩会阴部位,屏住呼吸,不要紧张,

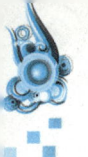

放松会阴和下颌,然后呼气。

会阴收束法能够加强我们的消化能力,帮助祛除便秘,对延缓衰老十分有益。

收腹收束法

两脚分开半米左右,用鼻子深深吸气,向前弯曲上身后,深长呼气,尽量排空体内气体。保持后背直立,两膝略弯曲,两手放在膝盖处,用膝盖支撑上身。保持手臂挺直,像吸气一样扩展胸部,腹部会内收。保持姿势以舒适度为准,不要太过用力,打开收腹收束,放松胸部。

收腹收束法有益于治疗便秘、消化不良、胃病等,还可以消除懈怠,缓解焦虑,改善血液循环,按摩腹部器官。

第三节

调息法

调息法是指通过有规律地吸气和呼气,以及有意识地进行屏息,刺激和按摩内脏器官,进而唤醒潜藏在体内的能量(生命之气),使之得以保存、调理和提升。瑜伽的调息法包括太阳式调息、卷舌式调息和蜂式调息等。

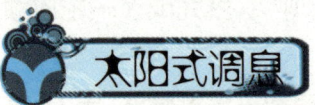太阳式调息

选择舒适的坐姿,挺直头部和脊骨,闭上双目,放松全身。左手放在左膝上,右手无名指按住左鼻道,由右鼻道深吸气,之后用拇指按住右鼻道,保持一段舒适的时间,松开左鼻道,由左鼻道呼气。

对于初学者来说,练习 8~10 轮即可。

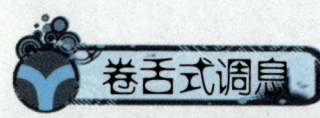 **卷舌式调息**　◆◆◆◆◆◆◆◆◆

选择舒适的坐姿,挺直头部和脊骨,闭上双目,放松全身,张开嘴,口型呈"O"型,伸出舌头,卷曲呈管状。通过嘴呼吸,快要完成吸气时,收回舌头,闭上嘴,屏息,但切勿压抑。

初学者练习1~2秒即可,然后从鼻子呼气。这就完成了一轮的调息,反复10次之后仰卧休息。

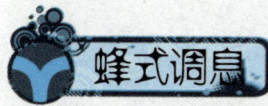 **蜂式调息**　◆◆◆◆◆◆◆◆◆

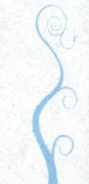

选择舒适的坐姿,挺直头部和脊骨,略闭双目,放松全身,紧闭双唇,上下齿略分。举起两臂,用食指或中指堵住两耳,这样就能够听到类似于蜜蜂发出的声音,集中精力感受这种颤动,在屏息之后慢慢呼气,发出同样"嗡嗡"声,这样,就完成了一轮的调息。

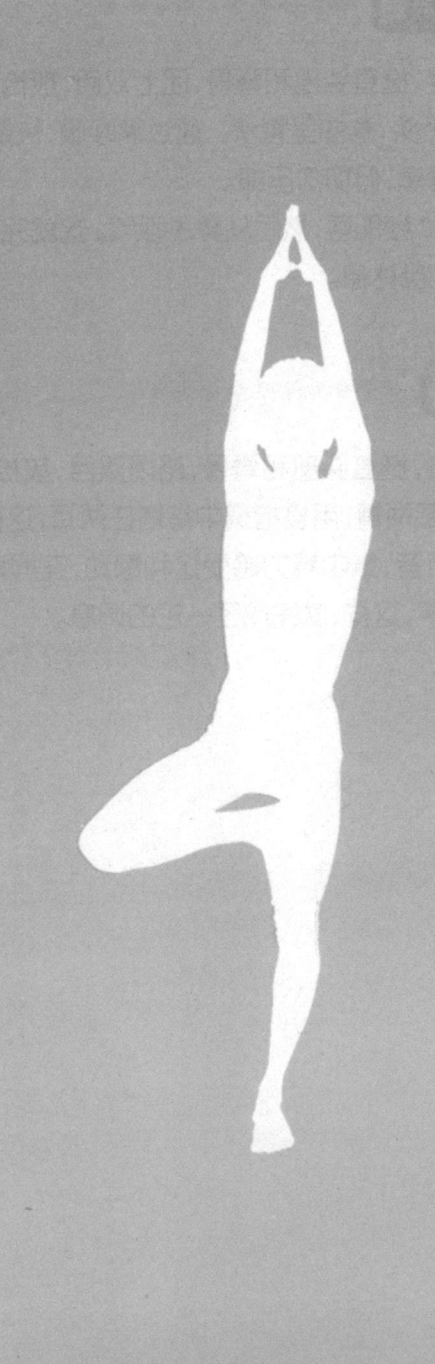

第四章 基本体式

基本体式是指瑜伽的基本动作练习，通过体式与呼吸的有机结合，可以使内分泌平衡，身体四肢均衡发展，全身舒畅，心灵平静，让身体进入一种完美的状态。基本体式包括坐式、跪坐、站立式、俯卧、仰卧、平衡式、倒立式和放松休息术等。

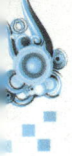

第一节
坐式

坐式是用来练习冥想的主要体式，能让人心境平静下来，有舒缓神经，消除疲劳，令头脑清晰的作用。一些坐式更有按摩消化器官，滋养肾脏、膀胱，调节荷尔蒙分泌的功能。坐式包括直角式坐姿、莲花坐、圣哲玛里琪第二式、单脚背部伸展式、坐广角式、蝴蝶式、猴王式和坐扭曲式等。

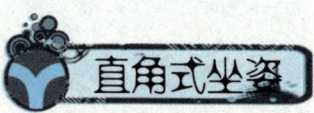 直角式坐姿

直角式坐姿是瑜伽坐式中的基础体式，其他坐式均以它为基础，并以此开始与结束。直角式坐姿能够强化背肌力量，同时改善腘绳肌的柔韧度。

✳ 动作方法　见图4-1-1

（1）坐在地上，两脚向前伸展，脚跟向前蹬，脚趾朝上，大腿、膝盖、脚踝平行并拢，尽量紧贴地面，与躯干呈直角；

（2）大腿肌肉收紧，用力向下，两手置于臀部两旁，挺胸、收腹，将腰背尽量挺直，目视前方；

（3）头部、颈部和脊骨呈一条直线。

✳ 技术要点

躯干直立，保持自然、均匀的呼吸。

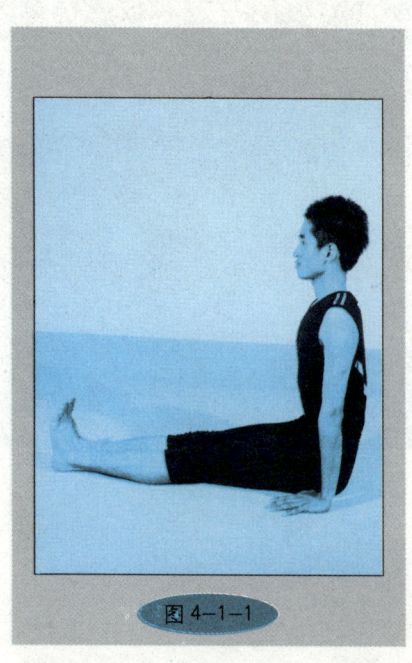

图4-1-1

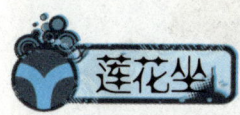
练习时易出现屈背等问题。因此,身体各部位的肌肉都应保持收紧状态,脊骨尽量向上延伸。

伤害预防

如果背部或脚部肌肉太紧,或有伤的练习者,可将膝盖略弯曲,或背贴着墙坐,以减轻背部承受的压力。

莲花坐

莲花坐是瑜伽最著名的体式之一。它是做"调息法"时经常采用的体式,能帮助练习者进入冥想状态。

动作方法　见图 4—1—2

（1）直角式坐姿开始,挺直腰背,与头部、颈部呈一直线,先屈曲左膝,轻柔地提起左脚掌及左膝,把左脚背放在右大腿近腹股沟上,脚掌向上;

（2）接着屈曲右膝,轻柔地提起右脚掌和右膝,把右小腿交叉叠在左小腿上,右脚背放在左大腿近腹股沟位置,脚掌向上;

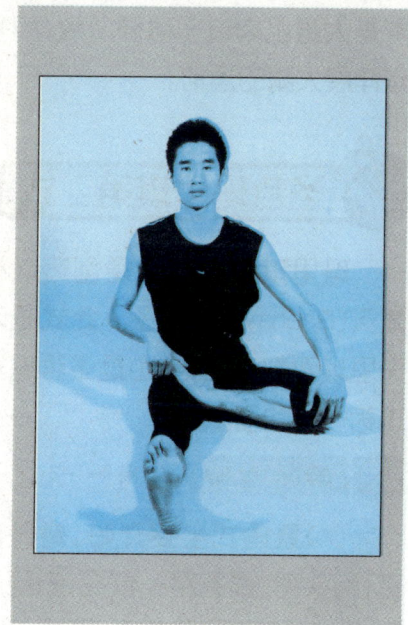

（3）两膝尽量互相拉近,贴在地上,两手放松,手背放在膝盖上,身体尽量保持平衡对称的姿势,腰背挺直,与地面呈直角;

（4）保持这个姿势 1 分钟或更久,自然呼吸,然后换脚,重复上述步骤。

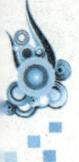

⚜ **技术要点**

　　(1)脊骨要挺直;

　　(2)柔韧性较差者,可以先做半莲花坐。

⚜ **错误纠正**

　　练习莲花坐时,很多人只将脚掌拉上大腿,容易令膝盖左右歪曲。因此,应一只手托着脚掌,另一只手托着膝盖近大腿下侧的位置,在整个过程中,只有骨盆移动。

⚜ **伤害预防**

　　若练习时感觉膝盖不舒服,可能是大腿肌肉过于僵硬所致,应多做伸展大腿的运动。

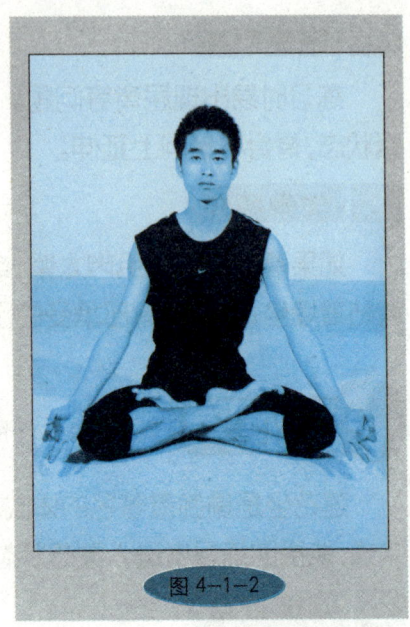

图 4-1-2

圣哲玛里琪第二式

　　玛里琪(Marichi)是创造之神梵天(Brahma)的儿子。此式是向玛里琪致敬的姿势,也是圣哲玛里琪第一式的加强式。

⚜ **动作方法** 见图 4-1-3

　　(1)直角式坐姿开始,脊骨挺直,与头部、颈部呈一直线,右腿屈膝,用手轻轻提起右膝,再把脚背置于左侧的腹股沟上,脚跟触碰会阴处;

　　(2)左腿屈膝,膝盖向上,脚掌

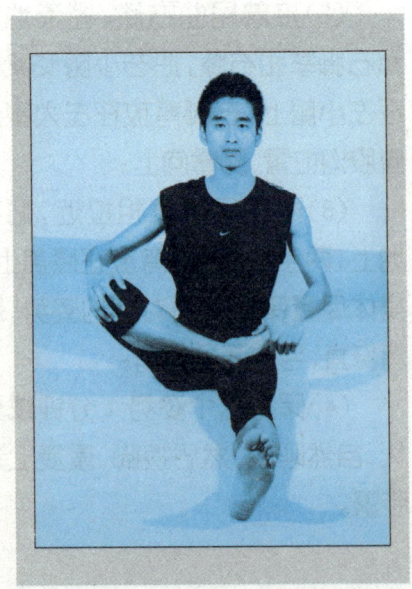

贴地，膝盖与第二只脚趾呈直线，然后脚跟慢慢移向腹股沟下方，小腿背部尽量贴着大腿背部；

（3）伸展左臂，手肘从左膝内侧推靠弯向外侧，右手向右侧后弯，手臂贴着下背部，然后于左大腿外侧抓紧左手手指或手腕；

（4）右膝贴地，腰背保持挺直，呼吸自然。

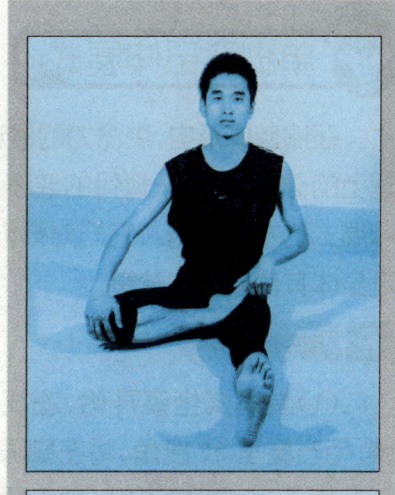

✿ 技术要点

（1）始终保持身体挺直；

（2）体重应平均分布在臀部两侧，两肩在同一水平线上。

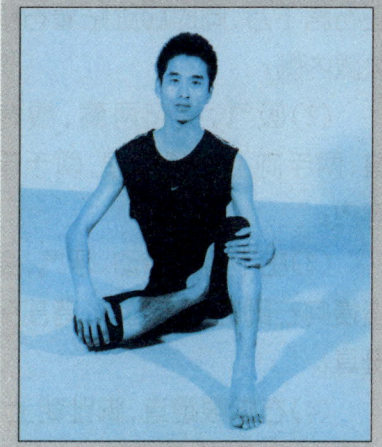

✿ 错误纠正

练习时易出现端肩等问题。因此，应放松颈部，不要让自己处于紧绷的状态。

✿ 伤害预防

肩部有伤的练习者，不适于做这个体式的练习。

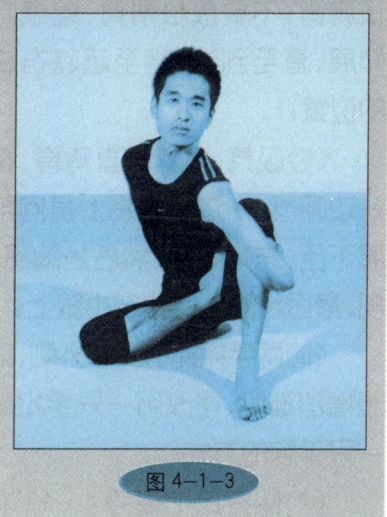

图4-1-3

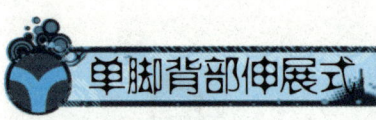

单脚背部伸展式 ◆◆◆◆◆◆◆

在瑜伽体系中，生命力的根源在脊骨。简单而言，一个人精神和生理上的健康，都系于脊骨的健康。单脚背部伸展式可被视为双脚背部伸展式的初级姿势。它们对脊椎骨的伸展有很大帮助，同时也可以增进身体其他部位的健康。

❀ **动作方法** 见图 4－1－4

（1）直角式坐姿开始，左腿屈膝，与右腿呈 90 度角，将左脚跟靠在右胯下方，同时脚趾贴着右腿的大腿内侧；

（2）吸气，提起两臂，腰背挺直，两手向上尽量伸展，两手手心向内；

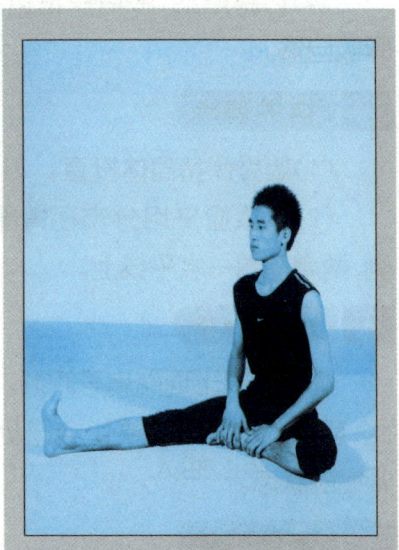

（3）由下骨盆带动，呼气，身体慢慢向右脚的方向前伸，背部保持挺直；

（4）右脚跟蹬直，脚趾朝上，拉长肩背，不要放松两臂，继续向前伸展，直至到达、甚至超越右脚掌的位置；

（5）吸气，再次挺直背脊，接着一边呼气，一边慢慢将上身向前伸展下压，先是腹部，然后是胸部、面部，最后将额头贴在右小腿上；

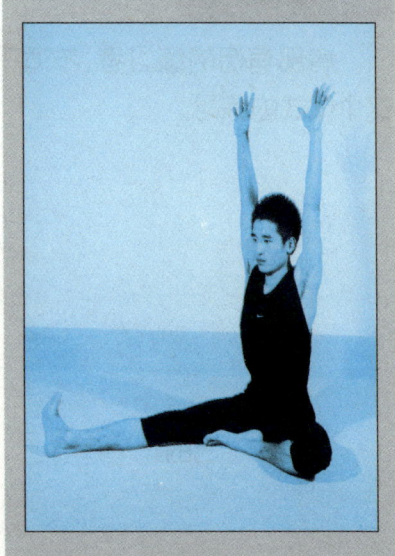

（6）两手抓握右脚掌外侧，如果想增加难度，可改用一只手扣着另一只手腕的方式；

（7）保持这个姿势 4～12 次呼

吸或更久，以感觉舒适为限度，然后轻轻倒序回到步骤(1)，再换另一只脚重复上述步骤。

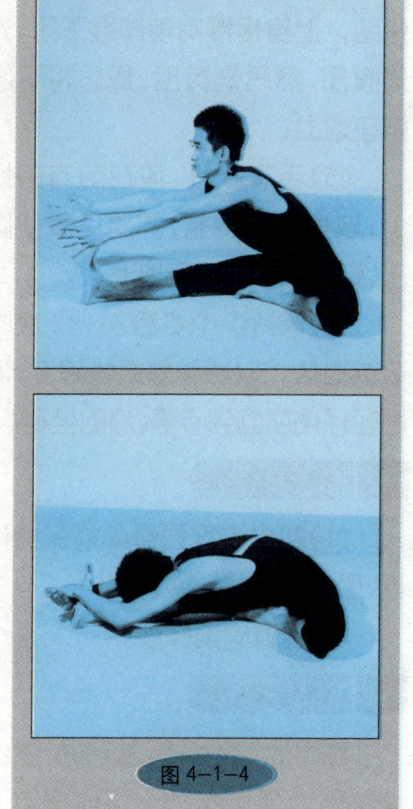

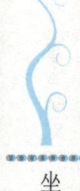

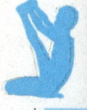

技术要点

（1）注意尽量挺直背部，蹬直的右膝盖不可弯曲，两臂夹紧耳朵；

（2）头部、颈部和背部呈一直线。

错误纠正

练习时易出现背部严重弯曲等问题。因此，应先伸展上身，再把额头压在小腿上。

伤害预防

为避免拉伤，身体切勿勉强下压，也不要借助他人的力量，强行在背部施压。

图 4-1-4

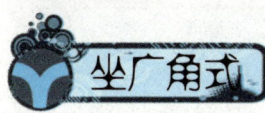 **坐广角式** ◆◆◆◆◆◆◆◆

坐广角式是个漂亮的开脚姿势，能够充分伸展腘绳肌和大腿内侧肌肉。

动作方法 见图 4-1-5

（1）直角式坐姿开始，两手着地置于身后，腰背挺直，目视前方，两腿蹬直，慢慢打开；

（2）根据自己的柔韧度尽量打开两脚，确定大腿背部紧贴在地上，脚跟向前，膝盖及脚趾向上；

（3）吸气，提起两臂，两手掌平行向内，手指指向天花板；

（4）一边呼气，一边由下骨盆带动，上身慢慢向前伸展下压，先是腹部，然后是胸部，最后将下颌贴在地上；

（5）手掌张开，放在前方的地上，做身体的调整，同时尽量使腹部、胸部和头部贴在地上；

（6）保持这个姿势 4～12 次呼吸或更久，以感觉舒适为限度，然后轻轻倒序回到步骤（1）的坐姿。

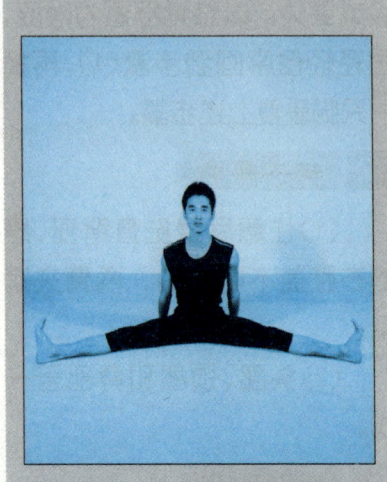

❀ 技术要点

（1）整个过程脊骨必须保持挺直，最大限度地伸展上身；

（2）直臂向前伸展。

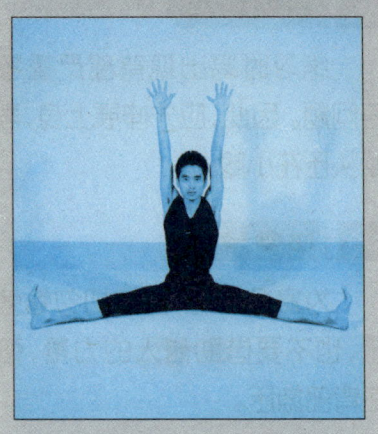

❀ 错误纠正

练习时易出现膝盖弯曲，下骨盆不用力，肚子凸出，身体倒向一方，屏息等问题。因此，应体会动作要领，规范动作姿势。

❀ 伤害预防

勉强打开两脚会拉伤肌肉，应量力而为，同时把脚跟尽量蹬直，否则会造成膝盖内侧疼痛。

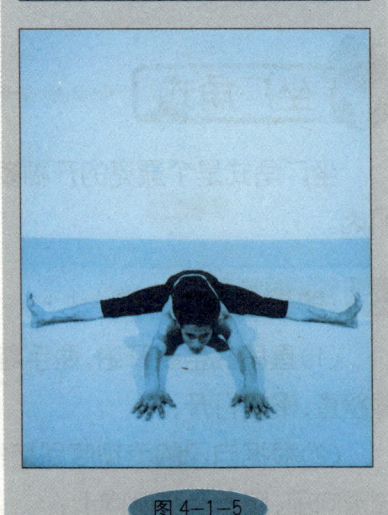

图 4-1-5

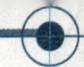

这个看似蝴蝶展翅的体式,原为印度补鞋匠工作时常采用的坐姿。它能够有效地伸展股关节和胯部,更有助于增进女性健康。

动作方法 见图 4-1-6

(1)直角式坐姿开始,腰背挺直,两腿屈膝,两脚掌相贴;

(2)脚跟尽量贴向大腿内侧会阴处,脚尖向前,两手握住两脚,手肘置于大腿前方;

(3)目视前方,两膝轻轻上下晃动 10~20 次。

技术要点

(1)躯干保持直立;

(2)髋部完全打开。

错误纠正

练习时易出现屈背、含胸等问题。因此,应注意将腰背完全挺直。

伤害预防

为减少对身体的伤害,髋部柔韧性不好或有脚踝疼痛的练习者,应根据自己的身体条件量力而为。

坐式

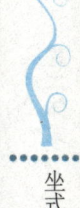

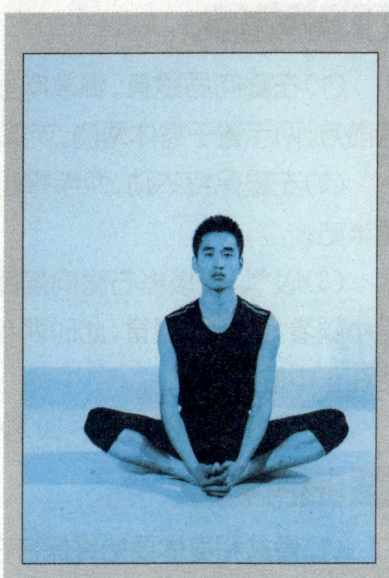

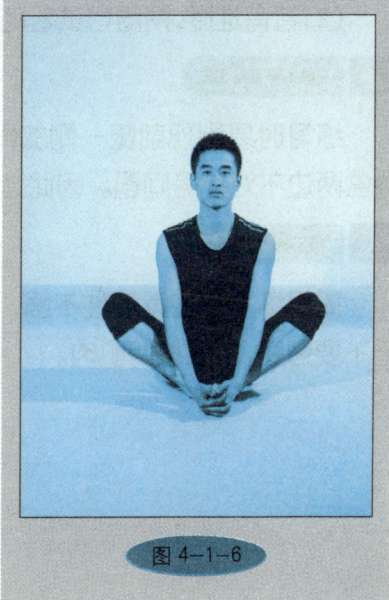

图 4-1-6

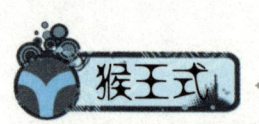

猴王式对于身体柔韧性的要求比较高，主要用于拉伸骨盆，所以在动作过程中，前脚和后脚都要尽量蹬直，骨盆必须保持在正中的位置。

🌸 动作方法　见图 4-1-7

（1）左腿向后蹬直，脚掌向上，右腿屈膝向前，右脚跟靠近左腹股沟前方，两手置于身体两侧，支撑上身；

（2）左腿保持不动，两手撑起身体，右脚掌撑地，膝盖与大腿呈 90度半站；

（3）吸气，慢慢将右腿向前蹬直，再慢慢呼气，尽最大能力使大腿与小腿着地，脚踝蹬直，此时两手合掌向上伸直，腰部挺直，令身体保持在正中位置；

（4）保持这个姿势 10～30 秒或更久，然后换脚，重复上述步骤。

🌸 技术要点

（1）骨盆和身体要始终保持在正中的位置；

（2）若有难度，两腿可试着随呼气慢慢向下。

🌸 错误纠正

练习时易出现前腿一侧的骨盆前倾，后腿一侧的骨盆拉后，造成骨盆两边不对称等问题。因此，应保持骨盆和身体在正中的位置。

🌸 伤害预防

如果练习者的柔韧性不够，应根据自己的身体条件量力而行，切记不要勉强，以免拉伤肌肉。

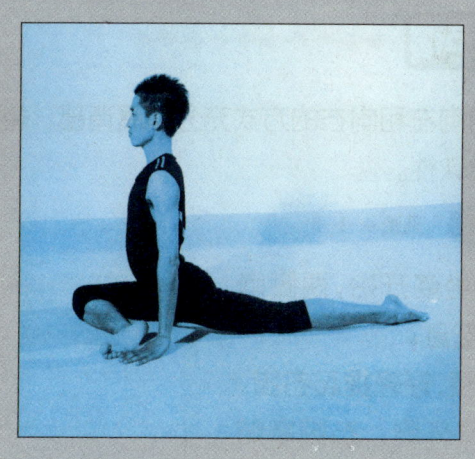

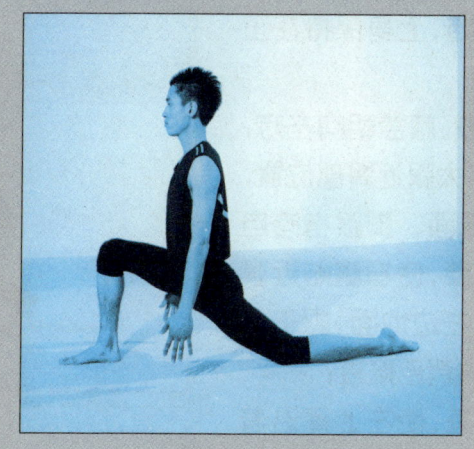

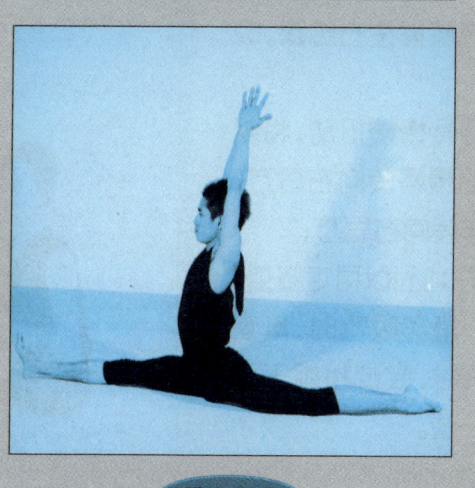

图 4—1—7

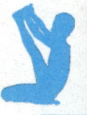

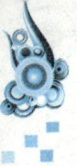

坐扭曲式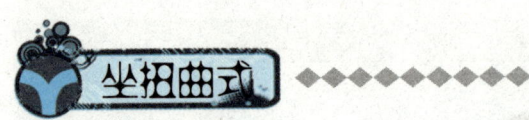

这个体式用向左和向右的方式充分伸展背部、脊骨和胯部肌肉，以增强身体的柔软性。

动作方法 见图4-1-8

（1）直角式坐姿开始，两脚向前蹬直，腰背部挺直；

（2）右腿屈膝，轻轻提起右脚，将之放在左大腿外侧，右脚掌贴地，膝盖朝向上方，上身保持在正中位置；

（3）左腿屈膝，膝盖朝向左方，将左脚掌拉至右大腿近臀部位置，保持左脚贴于地面，脚跟指向自己，右手紧抱右膝，使右腿贴近腹部，左手则按住左边地面，躯干保持在正中位置，腰背部挺直；

（4）左手伸直，使左上臂沿着右膝外侧，手绕膝握住右脚踝，吸气，挺直腰背；

（5）呼气，脊骨慢慢扭动，将躯干由下背部开始慢慢转向右后方，头部和视线同样转向右后方；

（6）右手按住地面以稳定姿势，臀部紧贴地面，每次吸气时，挺直背部，每次呼气时，尝试将躯干再向右后方转动一些。

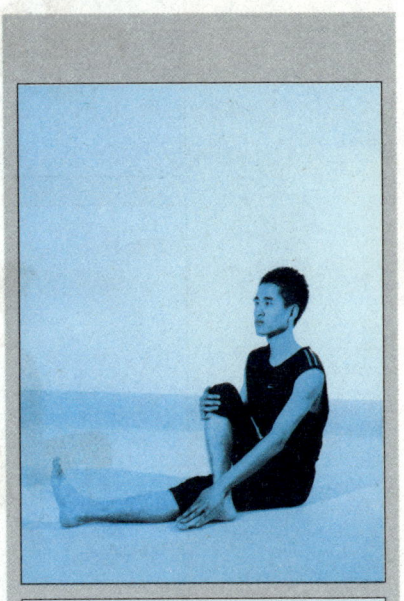

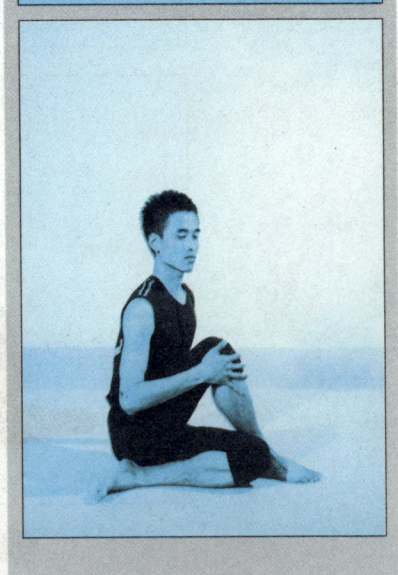

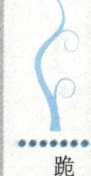

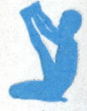

技术要点

（1）保持腰背部挺直；

（2）伴随呼吸，加大身体转动幅度。

错误纠正

练习时易出现只是单纯地转动身体，而没有得到伸展的效果等问题。因此，应注意不要使一侧臀部和膝盖离开地面。

伤害预防

患有背伤、脊椎病痛的练习者，练习前应咨询指导医师的意见。此外，孕妇不适于做这个体式的练习。

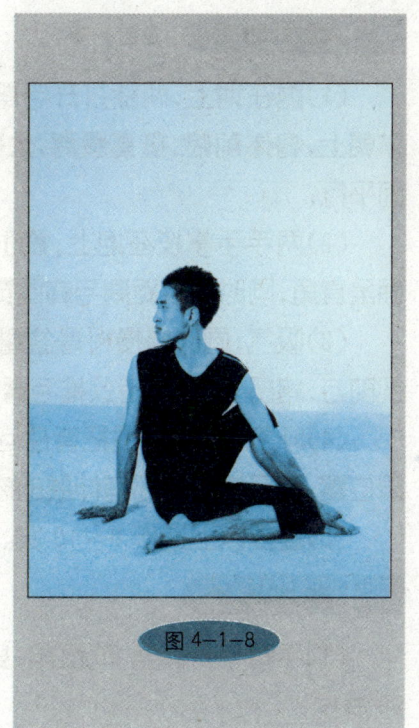

图4-1-8

第二节

跪坐

在瑜伽的体式中，跪坐能够有效地促进下半身的血液循环，舒缓膝关节。跪坐包括猫式、英雄式、鸽子式、骆驼式、鹭式、牛面式、身躯转动第一式、门闩式、虎式和蛇击式等。

 猫式

猫式是一个模仿猫儿睡醒了伸懒腰的姿势，它是一个非常安全的热身动作，对消除背部僵硬和疲劳十分有效。

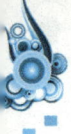

🌸 动作方法　见图 4-2-1

(1)跪在地上,两膝打开与臀部同宽,小腿及脚背紧贴在地上,脚掌朝上,身体前俯,挺直腰背,大腿与小腿及躯干呈直角,令躯干与地面平行;

(2)两手手掌按在地上,置于肩部下方正中位置,手臂垂直,与地面呈直角,同时两手距离与肩同宽,指尖指向前方;

(3)吸气,同时慢慢将骨盆翘高,腰部向下略屈,形成一条弧线,目视前方,肩部下垂,保持颈椎与脊骨连成一条线,不要过分把头抬高;

(4)呼气,同时慢慢把背部向上拱起,带动头部向下,视线望向大腿位置,直至感到背部有伸展的感觉;

(5)重复以上动作 6~10 次。

🌸 技术要点

(1)手臂与身体呈 90 度角,身体与大腿呈 90 度角,大腿与小腿呈 90 度角;

(2)配合呼吸完成动作。

🌸 错误纠正

练习时易出现由于过于紧张而耸肩等问题。因此,肩部应自然放松。

🌸 伤害预防

为减少对身体的伤害,在做这个练习时,动作不要太快,也不要猛力将颈部前后摆动,或使腰部后拱,更不能过分伸展颈部。

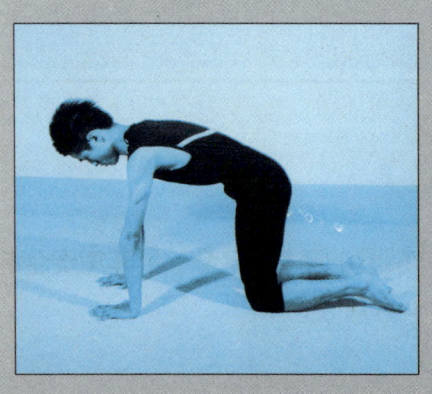
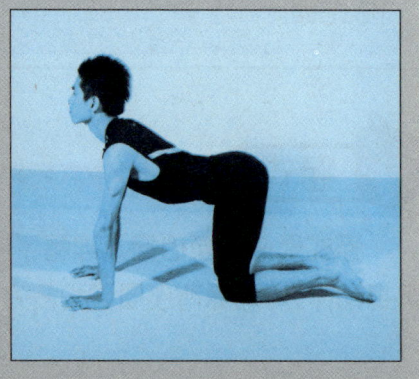

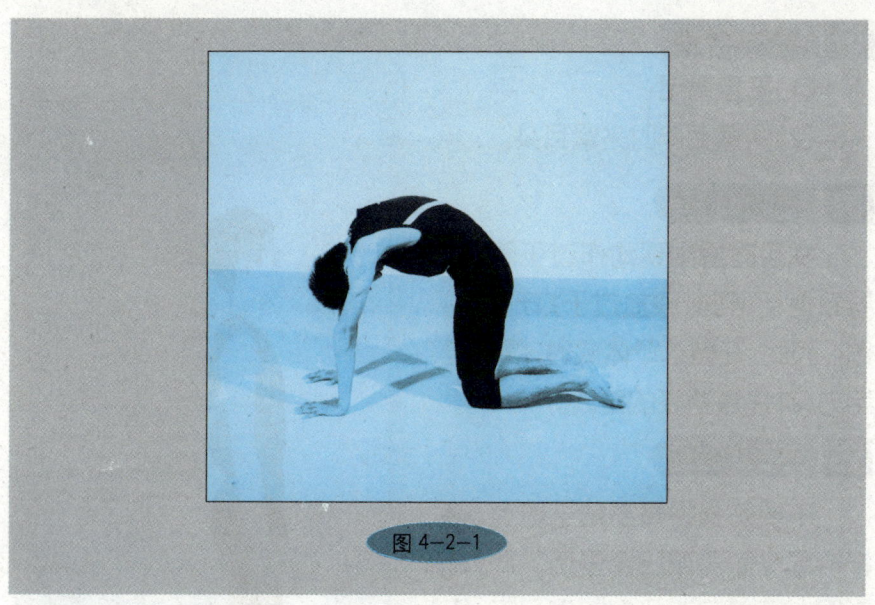

图 4-2-1

 **英雄式** ◆◆◆◆◆◆◆◆

　　做这个体式时要想象自己是一个正在静坐、充满英气的英雄。跪坐的姿势能帮助减轻大腿疲劳,配合呼吸,心情可以变得平和。但如果在练习过程中无法将臀部贴在地上,可能是因为骨盆较绷紧,或四头肌太僵硬、脚踝不够柔软所致,练习者应根据自己的身体条件量力而行。

动作方法 见图 4-2-2

　　(1)跪在地上,两膝合拢,然后打开两条小腿,距离略宽于骨盆,大腿与小腿呈直角,脚掌朝上,脚趾伸展,脚背紧贴在地上,挺胸、垂肩;

　　(2)两手按在小腿上,把小腿肌肉拨向外侧,然后慢慢坐下,两边小腿略移开,让臀部能恰好坐在地上,小腿内侧紧贴着大腿外侧,膝盖尽量保持并拢,腰背部和颈项部挺直,两手放松,手掌放在膝盖上;

　　(3)两手也可以采取另一种姿势,掌心向外,将手指交叉在一起,然后提起两臂,掌心朝上,颈部、背部和手肘尽量向上伸展,上身保持挺直。

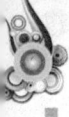

技术要点

(1)挺直背部；

(2)两臂上伸时夹紧耳朵。

错误纠正

练习时易出现动作过于随意，导致背部弯曲，膝盖过于打开等问题。因此，在做这个体式时，腹部应用力，并注意两膝的距离。

伤害预防

不要勉强将臀部贴于地上，这样容易令膝盖或脚踝受伤。此外，脚跟或膝关节有病痛的练习者，应用毛毡垫着，或改为坐在脚跟之上。

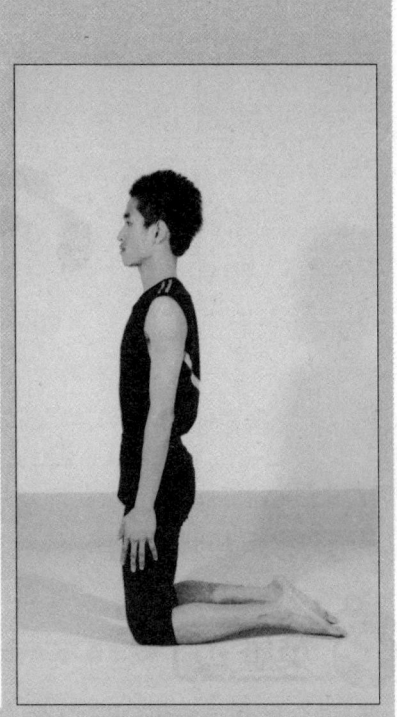

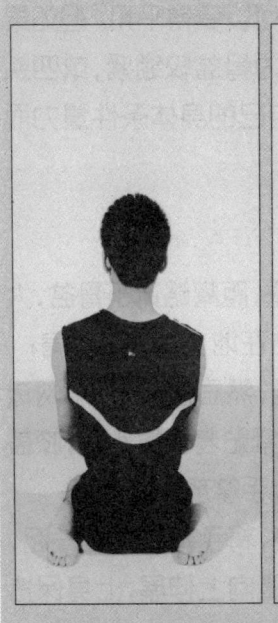

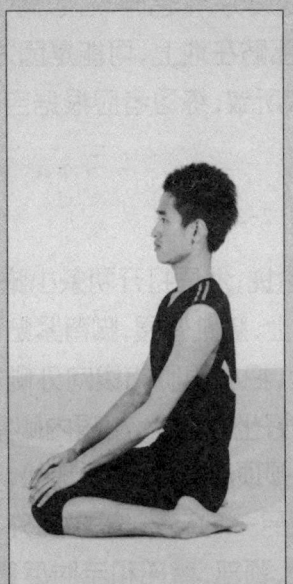

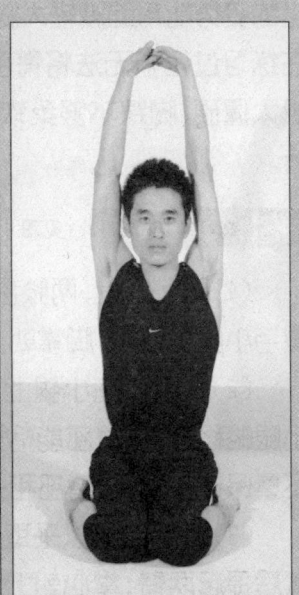

图4—2—2

鸽子式

这个体式做出来,胸部扩张得像一只鸽子,顾取名"鸽子式。"它不仅可以帮助练习者柔软背部,还能够增强手臂和大腿的力量。

动作方法 见图 4-2-3

（1）由英雄式开始,吸气,呼气时使上身平躺在地上,两手经体前向前、向后反扣,掌心向下,靠近肩部;

（2）吸气,两手推地,背部离开地面,胸部向上拱起,颈部后仰,保持 5 次均匀呼吸。

技术要点

（1）腰部用力,不要将重量完全放于两臂上;

（2）头部和颈部要保持在同一水平线上。

错误纠正

练习时易出现屏息等问题,因此,应保持均匀、自然的呼吸。

伤害预防

为减少颈部损伤,在练习这个体式时,应注意头部不要用力着地,或左右摆动。

跪坐

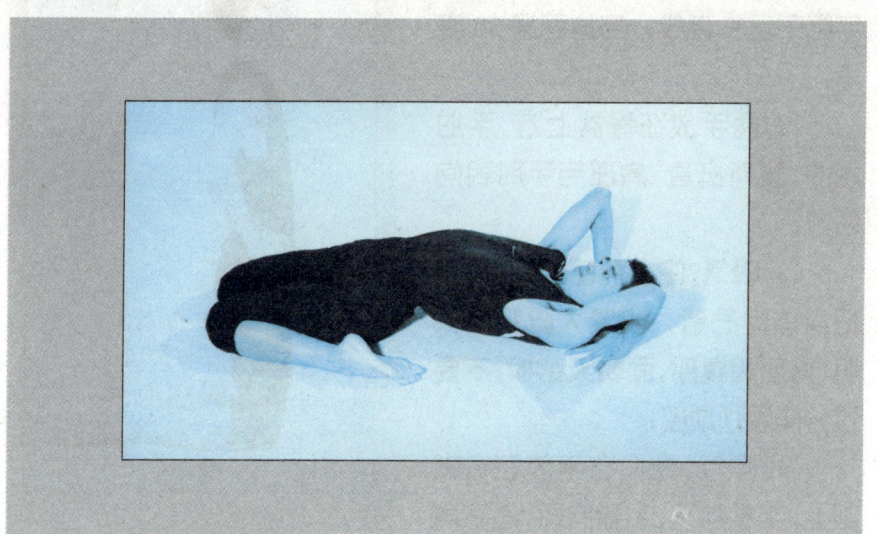

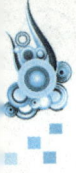

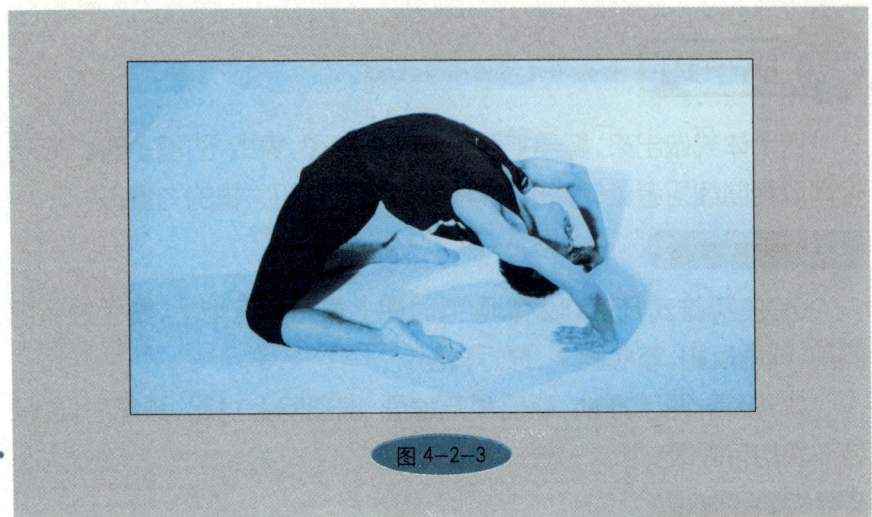

图 4-2-3

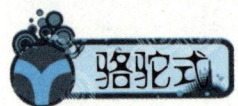
骆驼式 ◆◆◆◆◆◆◆◆◆

骆驼式是一种适合初学者和年长者做的后仰式姿势,它不但可以帮助练习者柔软背部,还能令人神清气爽。

动作方法 见图 4-2-4

(1)跪在地上,小腿平放,两膝打开至与臀同宽,脚掌朝上,大腿与躯干呈一直线,与地面呈 90 度角;

(2)两手放在骨盆上方,手肘屈曲,腰背挺直,肩部与手肘朝向后方;

(3)吸气,由上背部开始,慢慢把身体向后弯,收紧大腿股四头肌、臀部和腹部,面朝天花板,不要过分伸展颈项部;

(4)呼气,先把右手放在右脚跟上,手掌向下,手指向后,然后再

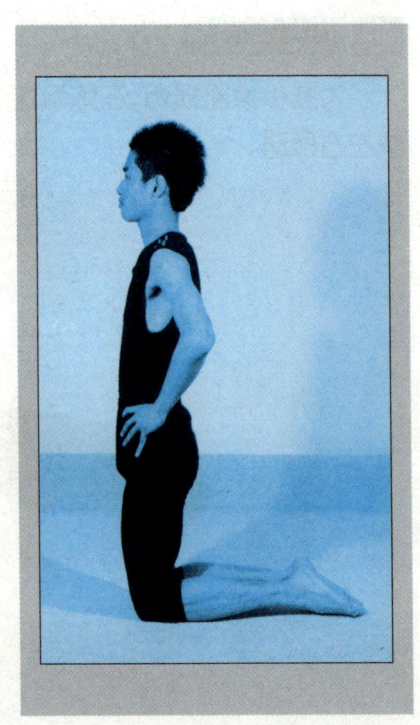

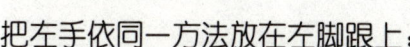

把左手依同一方法放在左脚跟上；

　　（5）吸气，两手向脚掌方向用力，由此借力令胸部挺高朝上，骨盆和大腿与地面保持垂直，头部放松，保持呼吸自然。

技术要点

　　（1）大腿与膝盖呈直角；
　　（2）头部向后，嘴唇闭紧。

错误纠正

　　背部后弯时易出现没有把整个背部弯曲，只弯曲腰椎部位等问题。因此，应挺胸，骨盆与大腿用力前推，收紧大腿和臀部肌肉。

伤害预防

　　背部曾受伤或颈椎有病痛的练习者，可以借助椅子和枕头作道具来辅助完成动作；膝盖较弱者，可以用毛毡或垫子垫着膝盖进行练习。

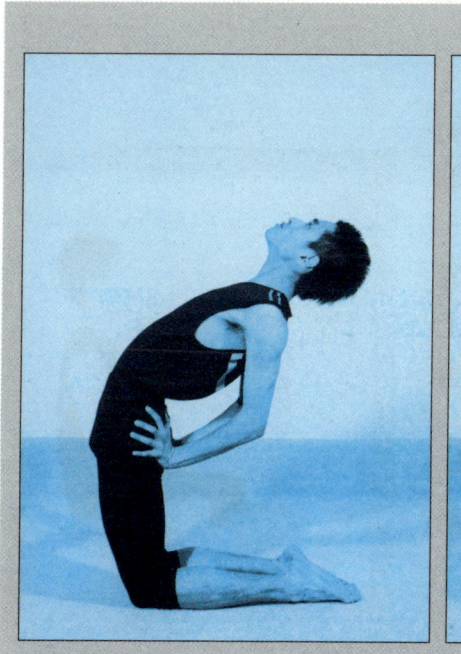
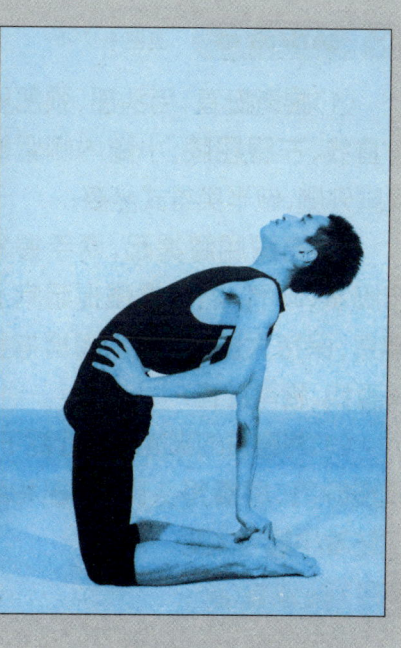

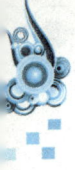

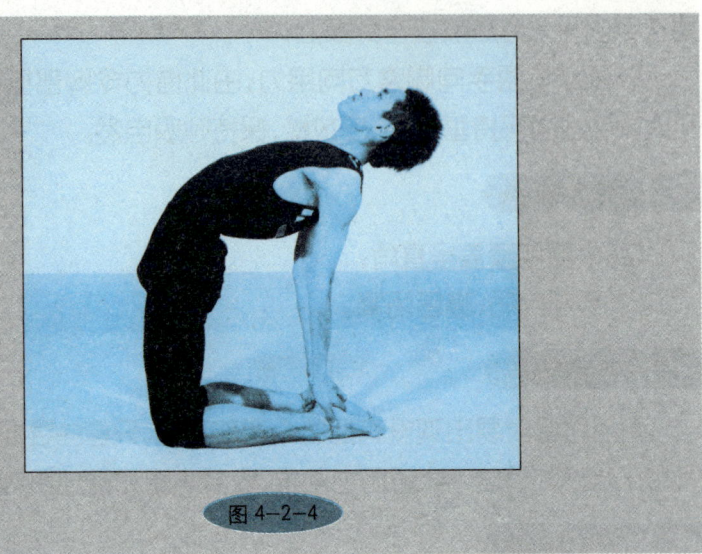

图4-2-4

鹭式 ◆◆◆◆◆◆◆◆◆◆

长时间站立或走动,会对两脚造成一定负荷。鹭式练习可将大腿的腘绳肌尽量伸展,能有效地舒缓长时间走路或站立对两脚造成的压力。

🎋 动作方法　见图4-2-5

（1）腰背挺直,与头部、颈部呈一直线,左腿屈膝,小腿内侧紧贴大腿外侧,做半英雄式坐姿;

（2）右腿屈膝提起,两手握着右脚掌,呼气,然后慢慢提起向上伸直,保持大腿、膝盖和脚拇指呈一直线,腰背挺直;

（3）将蹬直的脚继续拉近躯干,慢慢呼气,尽量将头部、胸部和腹部贴着小腿与大腿。

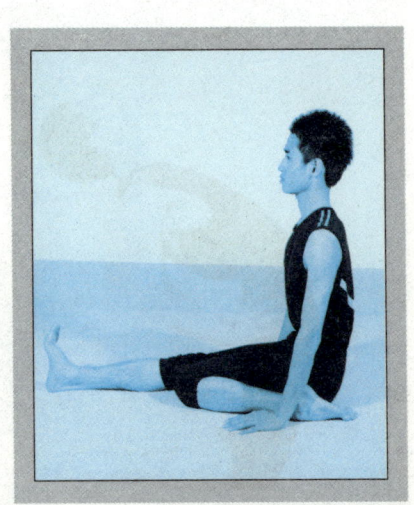

🎋 技术要点

（1）背部、脊骨挺直;

（2）脚应蹬直，最大限度拉高，但不要勉强。

练习时易出现身体后倾，脊椎弯曲等问题。因此，在将腿部拉直时，应量力而为，不要因为极力将腿部拉直而让背部弯曲。

有坐骨神经痛或关节病的练习者应适可而止，以免拉伤旧患。此外，经期女性不适于做这个体式的练习。

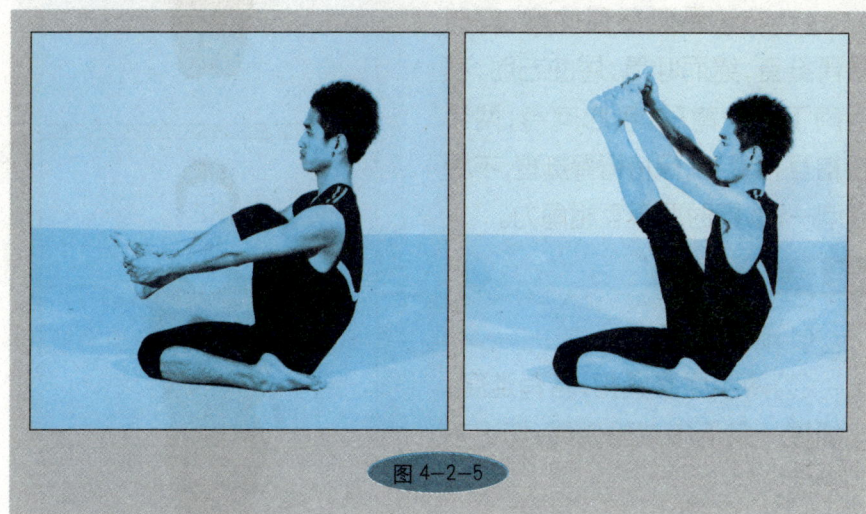

图 4-2-5

跪坐

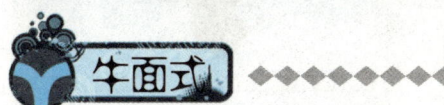

长期伏案工作，肩部会累积大量压力，造成颈痛、背痛，这是上班族常见的身体疾病。牛面式练习，正可以舒缓这方面的病痛。一些瑜伽师更会在"牛面式"的最后加一个向前伸展的动作来提高难度。初学者可根据自己的身体条件，量力而为。

动作方法　见图 4-2-6

（1）跪在地上，两脚并拢，脚掌朝上，上身挺直，两臂自然垂放于体侧，挺胸、垂肩；

（2）左脚交叉前置，左膝盖背部叠在右脚外侧，把右脚拉向左方，

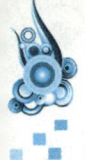

两膝着地；

（3）坐下，轻轻地把两脚跟向内拉，调整位置，放在臀部外侧两旁，脚背贴地，两手分别置于脚掌之上；

（4）左手垂下，反手置在背后，手心向外，手指朝向头部方向，吸气，提起右手伸直向上；

（5）右边腰侧尽量伸展，同时腰背挺直，继而呼气，屈曲右肘，右手向下置于背后，手心向背，两手手指互相紧扣，保持脊骨挺直，不要歪向一边，同时两手互相角力。

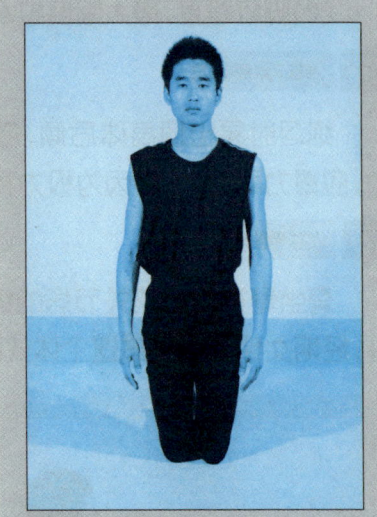

✿ 技术要点

（1）腰背部挺直；

（2）两手尽量紧扣，若有难度，可抓握一条毛巾或瑜伽绳，切记不可勉强。

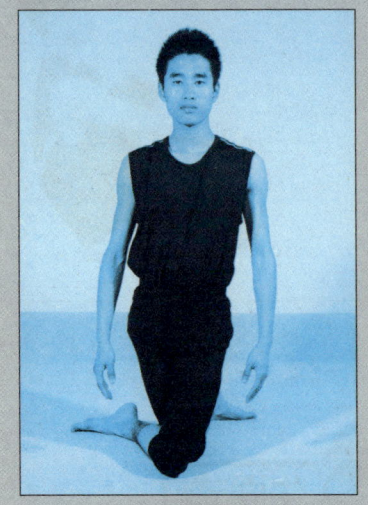

✿ 错误纠正

练习时易出现身体偏向一侧等问题。因此，应保持身体正直。

✿ 伤害预防

为避免压伤颈项部，练习时，右手肘不要压着头部。

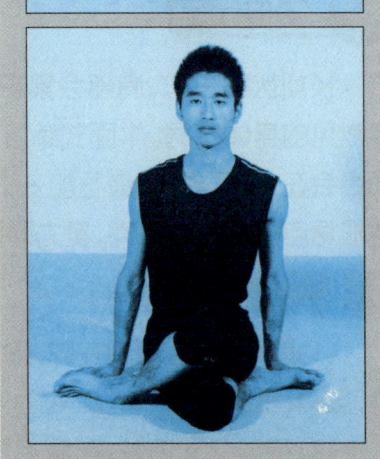

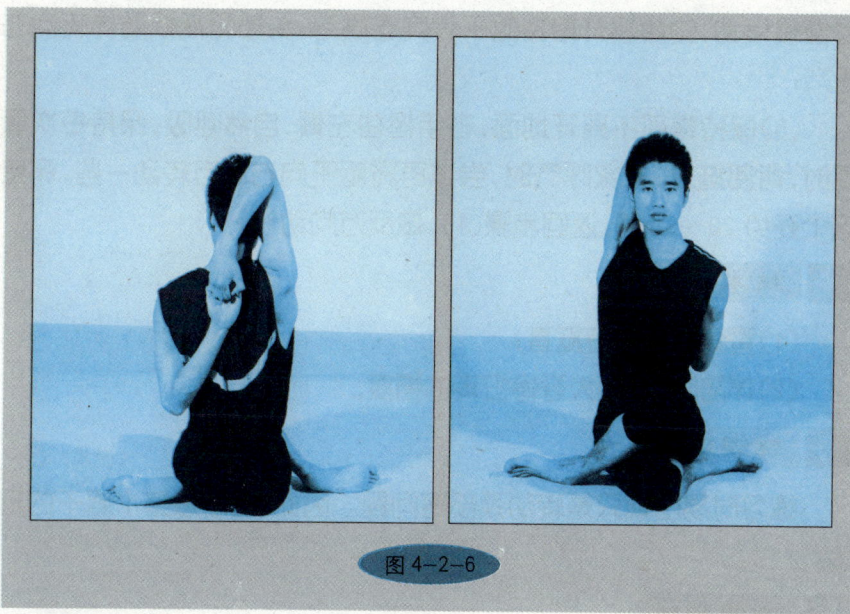

图 4-2-6

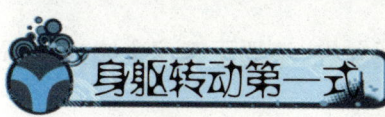
身躯转动第一式

身躯转动第一式是纪念印度神话的一个体式，做起来非常优雅，可以帮助练习者伸展背部，同时按摩腹部消化器官。

动作方法 见图 4-2-7

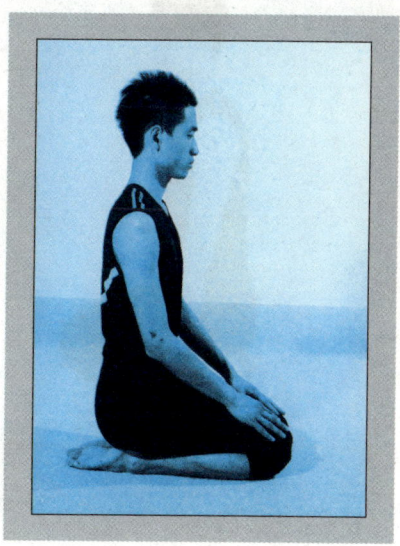

（1）两膝并拢跪坐于地面，臀部坐于脚跟，腰背挺直，两手放于大腿上；

（2）将臀部移向右方地面，使两小腿贴于左大腿外侧，脚跟抵住左侧臀部，左脚掌叠于右脚掌之上，臀部不要离开地面；

（3）左手放于右大腿下方，手指朝向左方，右肩和肩胛骨向后方转动，使右手弯向背部；

（4）吸气，腰背挺直，呼气，脊

骨慢慢转动,由腹部开始将躯干转向右后方,头部和视线同样转向右后方;

(5)保持臀部不离开地面,右手握住左臂,自然呼吸,保持每次吸气时,背部挺直,每次呼气时,尝试再将躯干向右后方转动一些,保持这个姿势 20～30 秒,返回步骤(1),做反方向动作。

技术要点

(1)脊骨始终保持挺直;

(2)伴随呼吸,加大脊骨扭转的幅度。

错误纠正

练习时易出现只是转动颈部等问题。因此,应注意整个躯干的扭转。

伤害预防

为减少对身体的伤害,孕妇及经期女性,不适于做这个体式的练习。

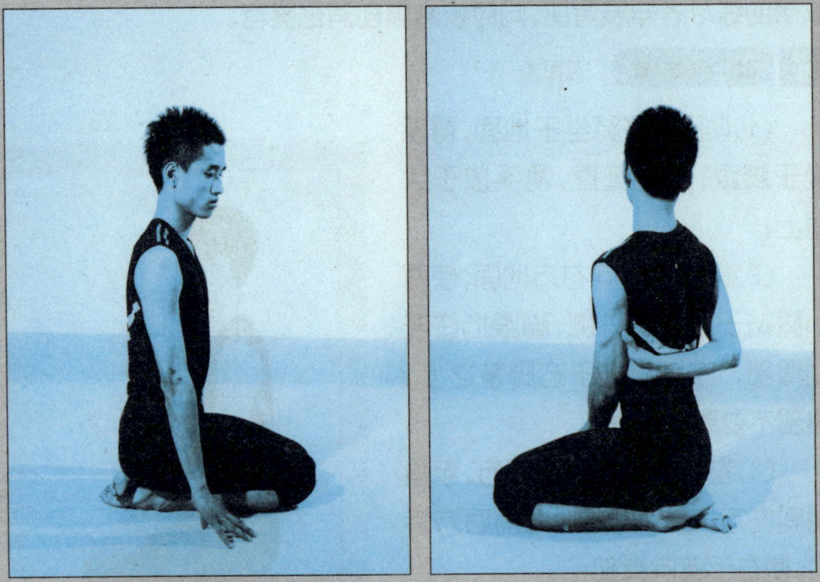

图 4-2-7

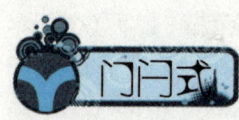 门闩式 ◆◆◆◆◆◆◆◆◆◆

门闩式是为数不多的几个侧弯体式之一,看起来容易,做起来较难。

❀ 动作方法 见图 4-2-8

(1)跪在地上,两腿、两踝并拢,臀部坐于两脚跟上,脚背贴地;

(2)臀部抬离脚跟,两腿略分,上身挺直;

(3)右腿不动,左腿向左侧伸,脚趾指向左侧,使左脚与右膝处于同一直线上,右手自然垂放于腿侧,左手放于左大腿上;

(4)两手侧平举,与地面平行;

(5)腿部保持不动,呼气,上身向左侧弯到极限,右手掌心向下,左手掌心向上,左手沿左腿下滑,贴紧小腿处,两手手掌相对;

(6)吸气,返回步骤(1),做反方向动作。

❀ 技术要点

(1)躯干与两腿从侧面看要保持在一条直线上;

(2)手臂始终保持伸直,最大限度地伸展身体。

❀ 错误纠正

练习时易出现将臀部的重心向后移动等问题。因此,应注意保持屈膝的大腿与地面垂直。

❀ 伤害预防

为避免损伤,背部有伤和尾骨有错位现象的练习者,不适于做这个体式的练习。

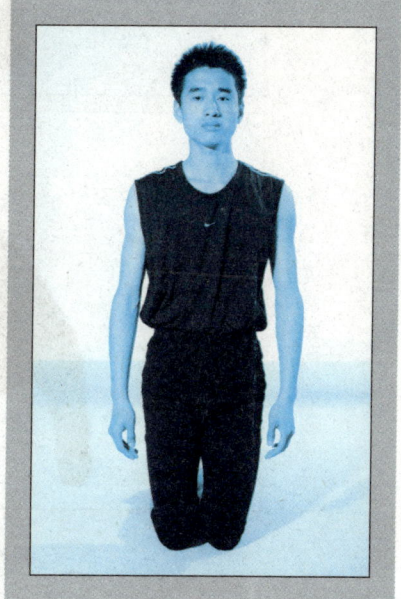

跪坐

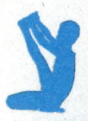

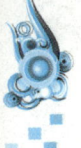

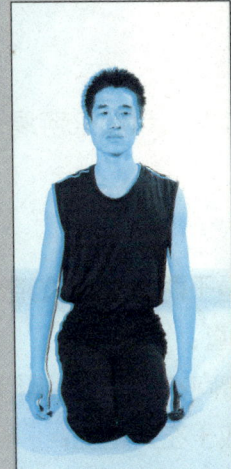

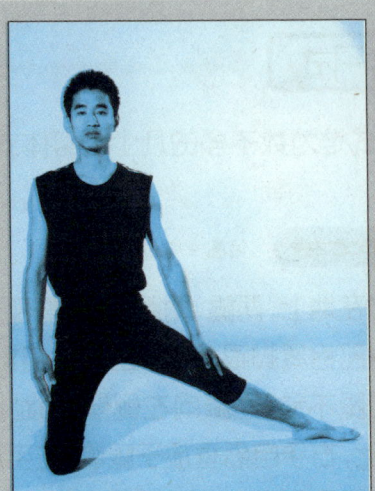

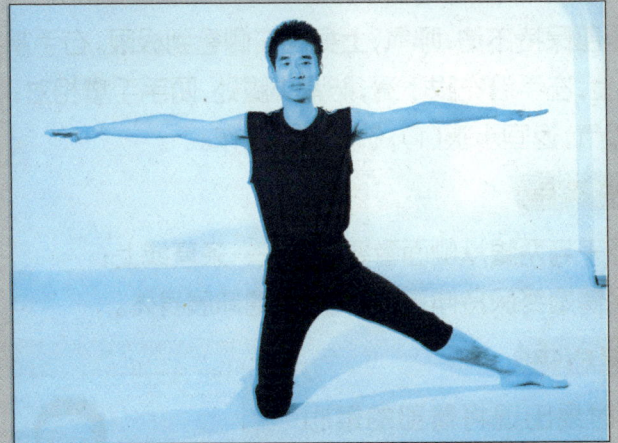

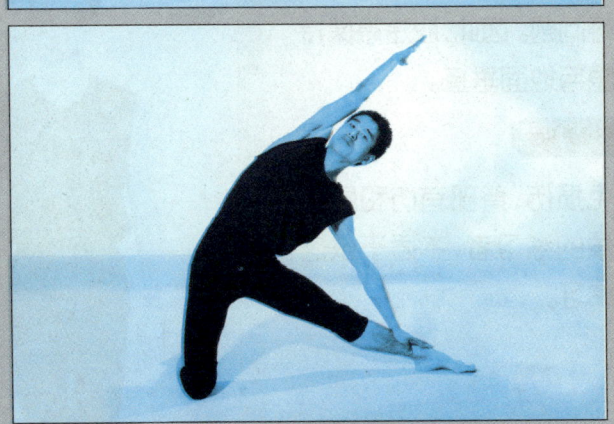

图 4-2-8

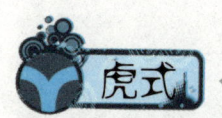

虎式

虎式练习能够伸展、强壮脊骨神经和坐骨神经,减少腰部、髋部和大腿区域的多余脂肪,是瘦身族的最佳选择。

动作方法 见图 4-2-9

(1)四肢撑地,两腿并拢,脊骨伸直,背部尽量平展,臀部抬高,做出爬行姿势;

(2)吸气,头部后仰,双目向上凝望,腰部略屈,腰背部下凹,左腿抬起,膝盖绷直,尽力向后伸;

(3)呼气,将头部垂下,脊骨向上拱起,左膝弯曲向前,膝盖指向头部,保持脚趾略高于地面,双目向下看,用鼻子贴膝,屏息几秒还原,换另一侧重复上述步骤。

技术要点

(1)利用腰腹力量来进行腿部的屈伸练习;

(2)配合呼吸完成动作。

错误纠正

练习时,上身易出现向前或向后倾斜等问题。因此,应注意手臂和大腿的位置,保持与身体呈 90 度角。

伤害预防

脊骨或颈部有伤的练习者,练习时应注意尺度,量力而为,切不可为了完成动作而过于勉强。

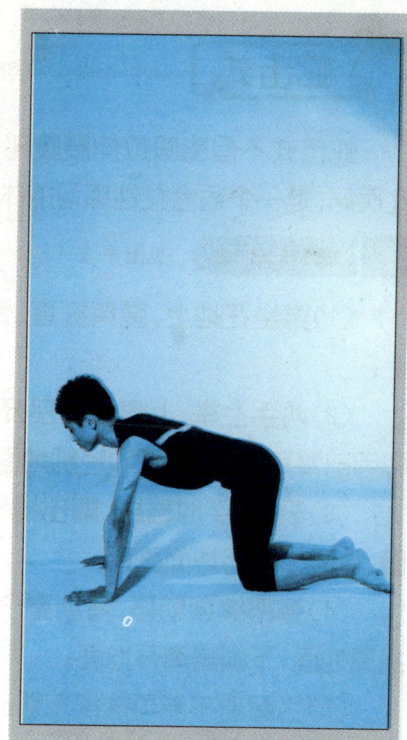

跪坐

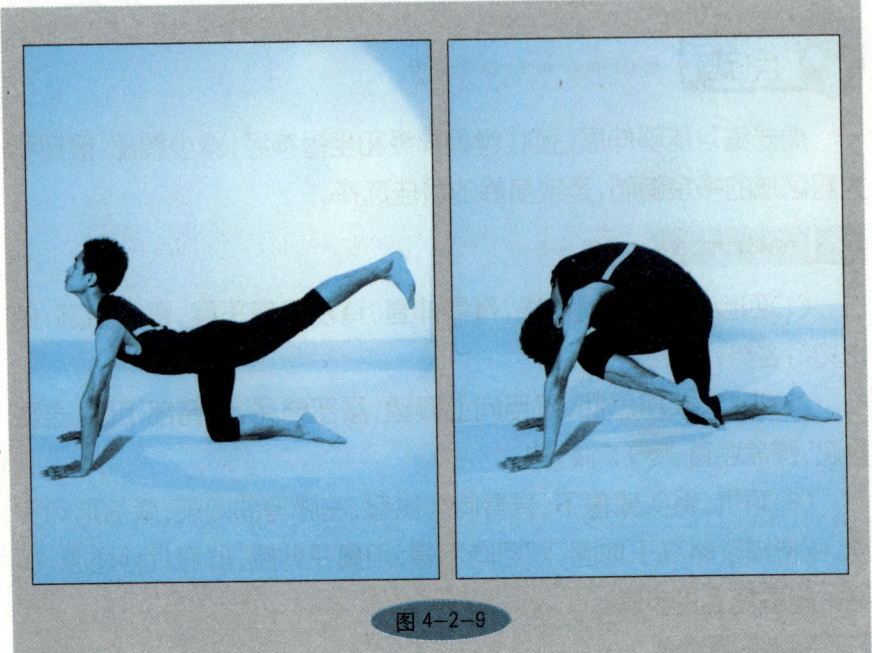

图4-2-9

蛇击式不但能够拉伸腰腹部,消除赘肉,还能缓解月经失调等女性疾病,是一个适合女性练习的体式。

动作方法 见图4-2-10

(1)跪坐在地上,腰背挺直,臀部坐于脚跟上,两手自然放于大腿上;

(2)两手上举,上身从腰部开始俯身下压,直到胸部贴紧大腿,手心与前臂完全着地,下颌轻触地面;

(3)吸气,手肘略屈,胸部慢慢向前移动,带动臀部与大腿离开脚跟,直至大腿与地面垂直;

(4)胸部继续前移,直到整个胸部贴紧地面,腰腹用力,保持臀部抬离地面,下颌略离开地面;

(5)当胸部不能再继续前移时,吸气伸直两臂,髋部、大腿贴地,胸部向上挺起,使背部呈凹拱形,双目凝望上方,保持自然呼吸。

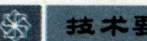

(1)整个动作要缓慢、连贯地完成；

(2)注意腰背部的拱压。

错误纠正

练习时易出现动作过快，导致忽略其中的过程等问题。因此，应注意整个动作要缓慢进行。

伤害预防

为减少对身体的伤害，孕妇不适于做这个体式的练习。

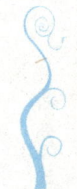

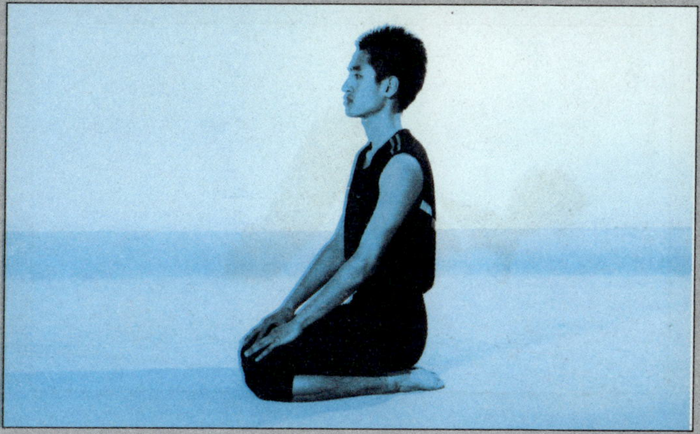

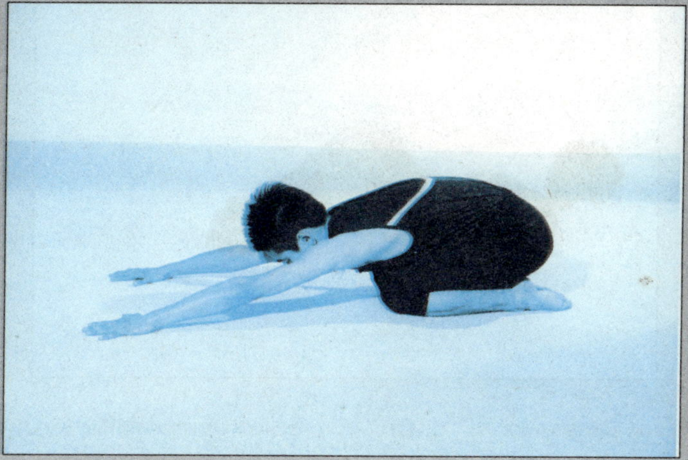

跪
坐

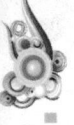

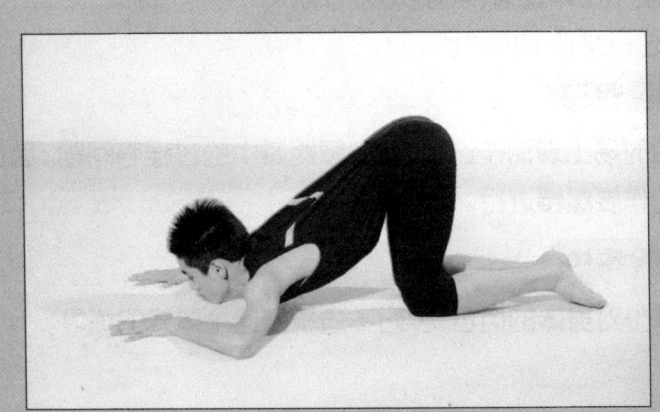

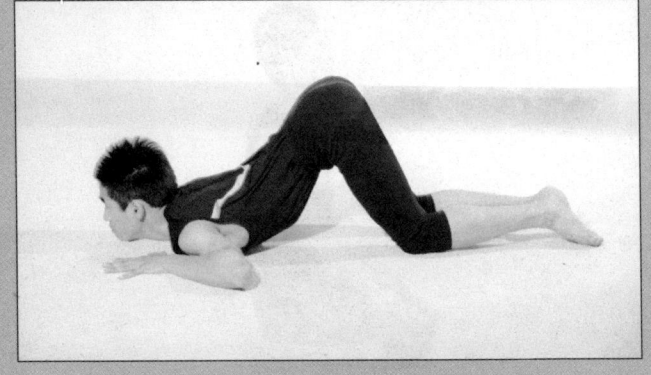

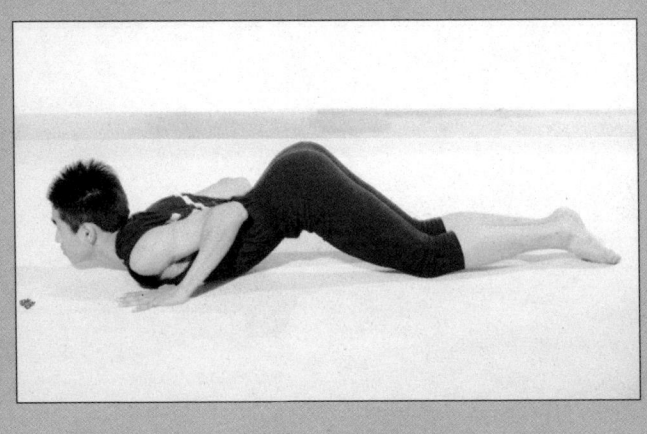

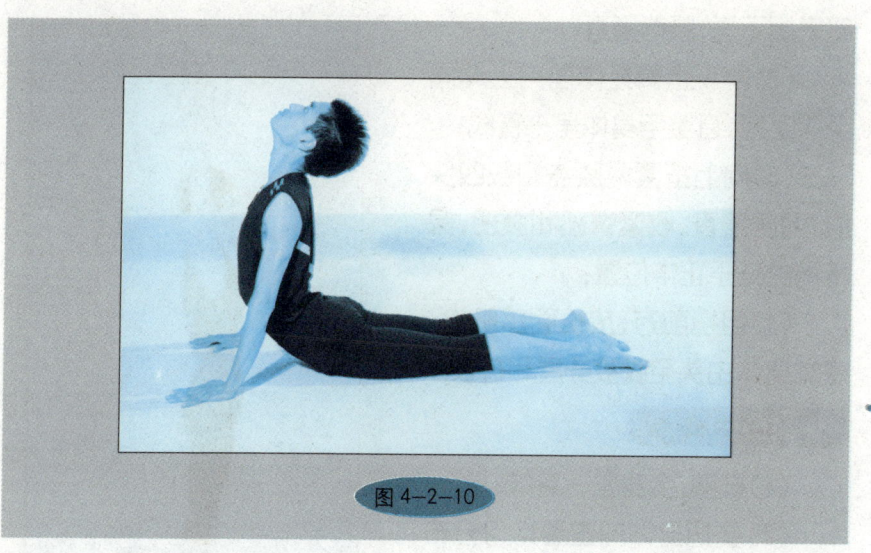

图 4-2-10

第三节

站立式

　　站立式能够提升身体的能量,尤其是腿部的力量。初学者可以先利用墙壁来练习站立式,这样不仅能够帮助掌握平衡,更能清楚自己的姿势是否达到标准。站立式包括山式、树式、站立伸展式、战士第一式、战士第二式、侧角式、三角式、侧前伸展式、反转三角式和广角式等。

　　山式是瑜伽站立式中的基础体式,其他站立式均以它为基础,并以此开始与结束。我们也可以独立地练习山式,以纠正各种不良站姿。

动作方法　　见图 4-3-1

　　(1)两脚并拢靠紧,脚拇趾和脚腕内侧互相贴紧,膝盖和大腿肌肉

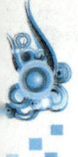

收紧，尾骨朝下，伸展所有脚趾，肩部平衡下垂，腰背挺直；

（2）两手直臂经体前向上伸展至头上方，直至与身体呈一直线；

（3）向上拉紧两膝盖和股四头肌，两腿蹬直，收紧臀部和腹部，保持骨盆处于正中位置；

（4）目视前方，放松面部肌肉，感觉身体由头至脚被伸展和拉长。

基本体式

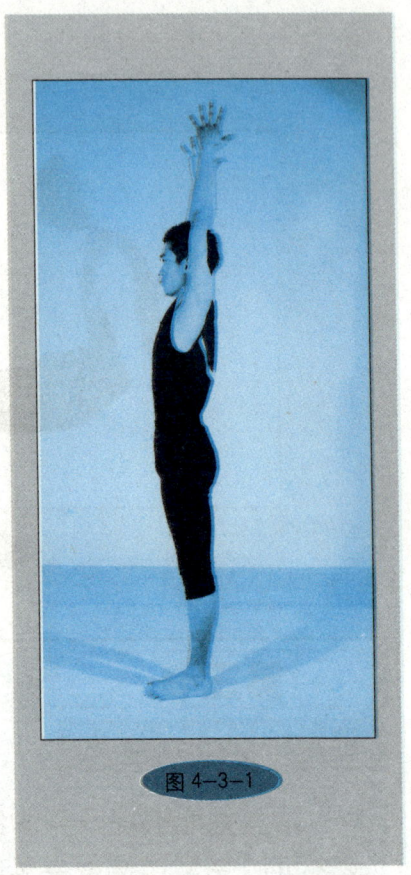

图4-3-1

技术要点

（1）挺胸，全身呈一直线；

（2）要把身体的重量均匀分布在脚跟和脚趾上。

错误纠正

练习时易出现含胸，膝盖与大腿没有收紧，身体重量由一只脚支撑等问题。因此，应注意规范动作，体会动作要领。

伤害预防

为避免站姿错误而使重力发生变化，导致身体畸形，从而影响脊骨的弹性，应保持脚踝和脚趾与身体的中心面平行，臀部收缩、腹部收紧、胸部挺直。

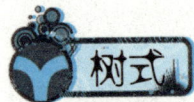

树式

树式是站立式里比较适合初学者练习的体式。它可以使身体取得平衡，强化脚踝力量，促进腿部健康，改善体态的稳定性和平衡性。此外，多练习树式，还可以增强集中专注的能力。

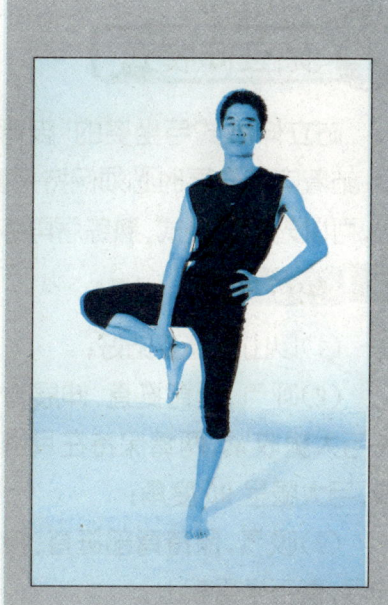

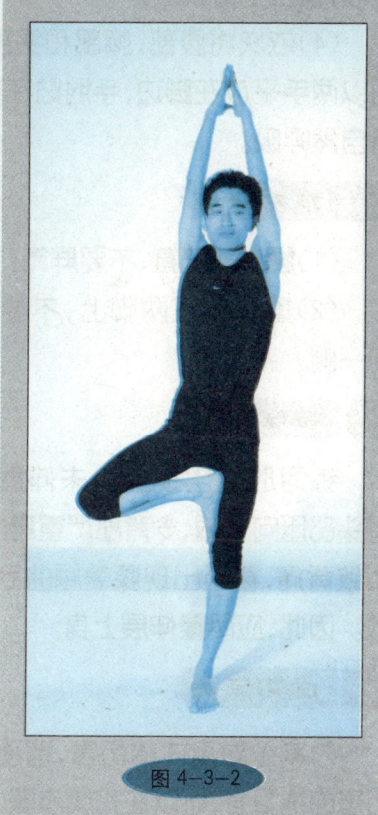

动作方法 见图 4-3-2

（1）两脚并拢站好，先把身体重量移向左腿，然后右腿屈膝，拉动右腿，使右脚掌置于左大腿内侧的根部，脚趾朝下；

（2）把右脚放稳在左大腿上，右腿尽量向体侧打开，大腿呈水平状态，膝盖朝向左侧，脚蹬直，左脚支撑重量，脚拇趾和二趾用力保持身体平衡，重心维持在身体正中的位置，视线集中在前方一点；

（3）两手于胸前合掌，维持数秒，保持自然呼吸，如果可以，两手向上伸展，腰背挺直，拉长脊骨，集中视线，保持轻而深长的呼吸。

技术要点

（1）视线要集中在前方一点上；

（2）两臂带动身体肌肉向上伸展。

错误纠正

练习时易出现脚掌贴在膝盖上，站立不稳等问题。因此，应将脚掌贴在大腿内侧，视线、精神集中。

伤害预防

为减少对身体的伤害，膝盖有伤患的练习者，不适于做这个体式的练习。

站立式

图 4-3-2

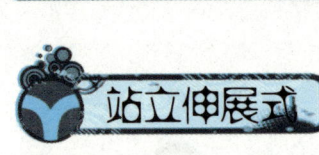站立伸展式 ◆◆◆◆◆◆◆◆◆◆

站立伸展式与坐姿的"脚背部伸展式"很相似,只是多了一个难度:站着向前伸展时必须保持平衡,否则身体容易左右摇晃。若没有信心,可以先练习坐式,熟练后再练习站立式。

动作方法 见图4-3-3

(1)以山式站姿站好;

(2)呼气,腰背挺直,伸展脊骨,骨盆向上伸展,上身保持挺直,膝盖与大腿收紧,两臂保持在耳侧,头部、颈部、脊骨和臀部形成一条直线,与大腿呈90度角;

(3)吸气,保持背部挺直,接着一边呼气,骨盆再慢慢向前方地面伸展,直至坐骨朝上;

(4)依次将腹部、胸部和头部靠在两腿上,两手握住脚踝后侧,也可以两手平放在脚边,手肘贴在腿两侧,两脚蹬直以稳定身体重心,保持自然呼吸。

技术要点

(1)腰背部挺直,不要屏气;

(2)重心放在两脚上,不要歪向一侧。

错误纠正

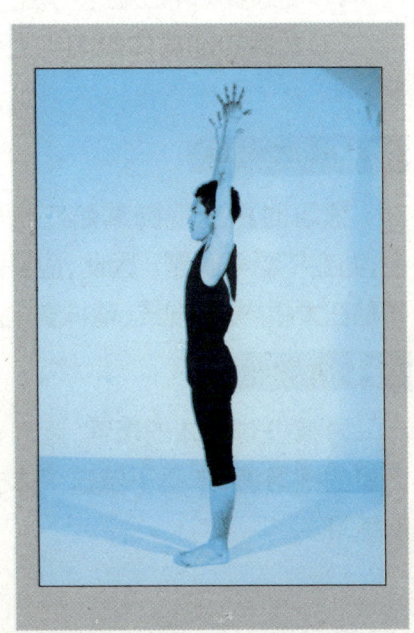

练习时易出现上身未伸展就将头部压向大腿,令背部严重弯曲,引致背痛,甚至出现膝盖屈曲等问题。因此,应尽量伸展上身。

伤害预防

为减少对身体的伤害,背部有伤患的练习者,可以在完成步骤(2)时便停止。

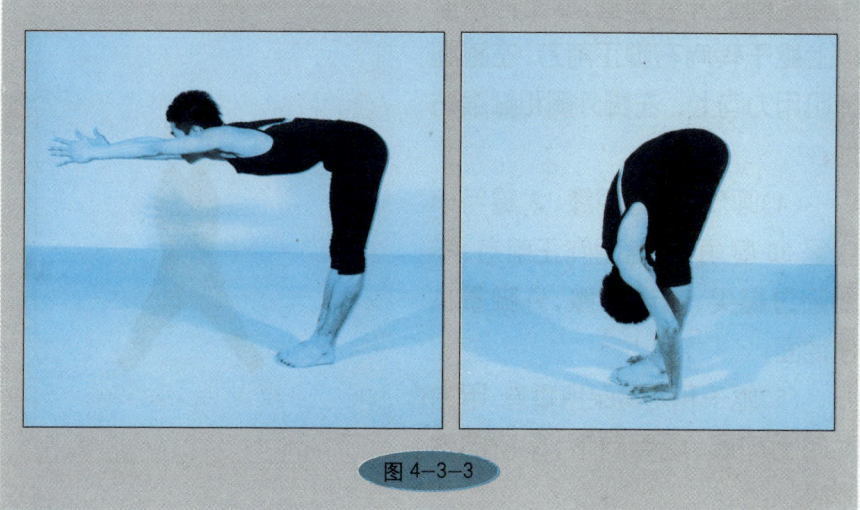

图 4-3-3

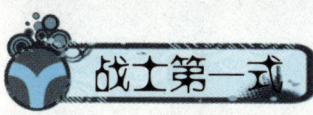

战士第一式是向印度传说里的一位伟大英雄维拉巴德纳（Virabhadra）致敬的姿势。这一体式能令躯干得到充分的伸展，同时强化两脚力量，改善大腿与膝盖的柔韧度。做动作时，整个身体必须充满力量，想象自己已成为一位勇猛的战士。

动作方法　见图 4-3-4

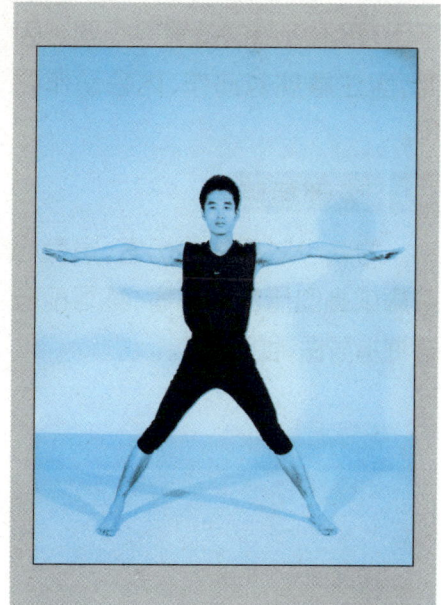

（1）两脚开立约两个肩宽，两臂提起并伸直至肩部高度，手心向下，由手臂至手指用力向左、右方向伸展，与肩部呈一直线，做一个"大"字形状；

（2）翻掌，两臂直臂向上伸展，至两臂夹紧两耳，同时保持左右平行对称，目视前方，尽量向上伸展背部和腰侧，肩部下垂；

（3）躯干与右脚右转 90 度，左脚内扣 45 度，保持两臂、背部

和腰侧向上伸展伸直,尽量把骨盆以上躯干转向右脚正前方,左腿腘绳肌用力向上,左脚外侧和脚跟贴地;

(4)呼气,右腿屈膝,大腿与小腿呈 90 度角,膝盖朝向正前方,不要超过脚尖,左腿后撤,外脚掌扒住地面;

(5)躯干和两臂保持垂直,用力地向上伸展,尾骨向下,保持自然呼吸。

✿ 技术要点

(1)身体保持正直,重心放在两条腿上;

(2)手肘伸直,视线向上。

✿ 错误纠正

练习时易出现膝盖过分向前下压,超出脚踝的位置等问题。因此,应注意规范动作,体会动作要领。

✿ 伤害预防

为减少对身体的伤害,患有心脏病或高血压的练习者,练习前应咨询指导医师的意见。

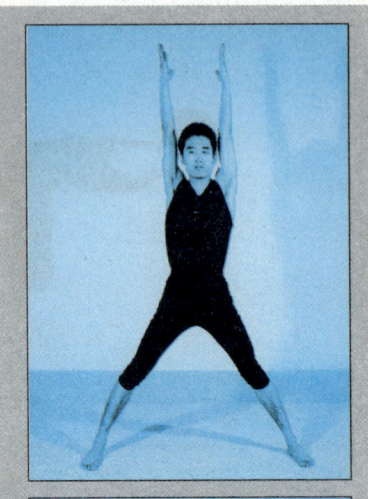

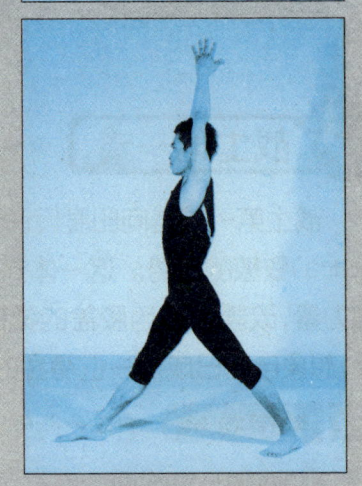

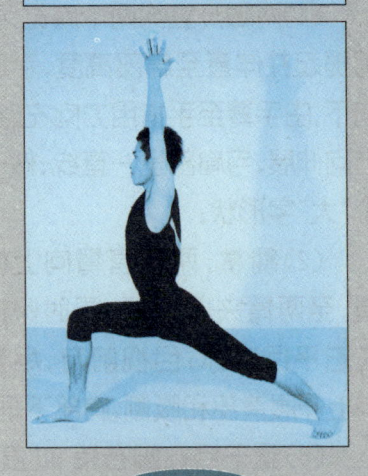

图 4-3-4

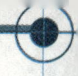

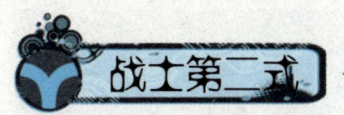
战士第二式

战士第二式和战士第一式是紧密连接的动作。二者结合起来做，不但可以很好地伸展两腿，还会使腿部变得更有力量，为练习各类体式，打下良好的基础。

站立式
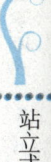

动作方法　见图4-3-5

（1）直立站好，吸气，两脚打开约两个肩宽，脚掌踩实地面，脚尖向前，两臂侧平举，与肩部呈一直线，手心向下，手指用力向两侧伸展，肩部放松；

（2）呼气，右脚右转90度，左脚略内扣，左腿蹬直，拉近膝盖，外侧脚趾用力撑地，左大腿向上用力，保持身体朝向正前方；

（3）呼气，右腿屈膝，直至大腿与地面平行，膝盖和脚踝与地面垂直，膝盖朝向右前方，左腿保持力量撑地，上身保持朝向正前方，目视右手手指，自然呼吸；

（4）保持这个姿势约30秒，返回步骤（1），做反方向动作。

技术要点

（1）重心放于两腿之间；
（2）两臂与肩部保持在同一直线上。

错误纠正

练习时易出现将屈着的膝盖歪向前或后，重心不稳等问题。因此，应注意规范动作，体会动作要领。

伤害预防

为减少对身体的伤害，颈部有伤患的练习者，头部保持在正前方即可。

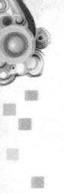

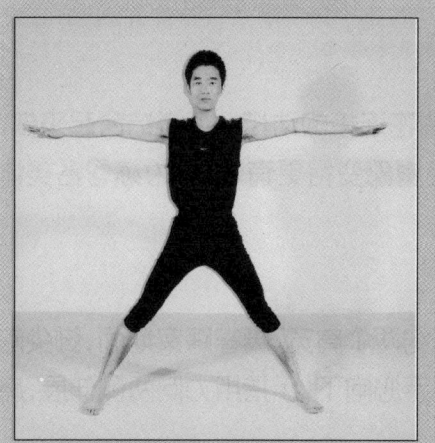

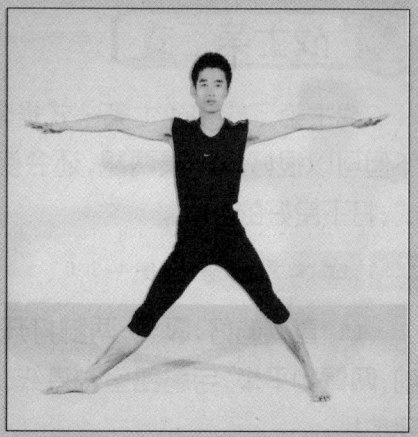

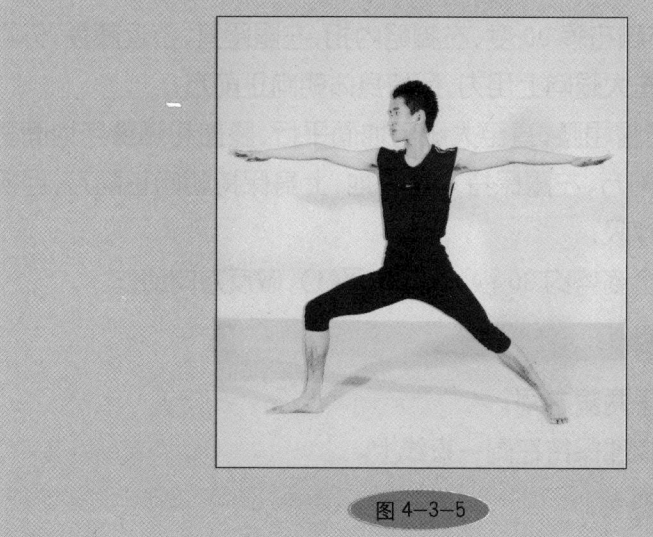

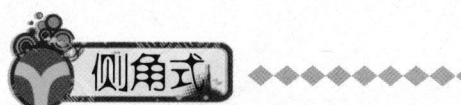

图 4-3-5

侧角式 ◆◆◆◆◆◆◆◆◆◆

这个漂亮的体式不仅可以充分伸展身体两侧的肌肉,还能提升两脚的力量和身体的平衡力。

动作方法 见图 4-3-6

(1)两脚开立略宽于肩,两手置于腰间,挺胸、收腹;

（2）右脚右转 90 度，吸气，右膝弯曲，与右小腿呈 90 度角，膝盖至脚踝与地面垂直，膝盖不要超过脚尖；

（3）左腿蹬直，拉紧膝盖，左脚外侧贴地，脚尾二趾支撑，脚弓离地，右大腿向上用力；

（4）保持身体朝向正前方，重心放在两脚之间，将右手按在右脚踝外侧地上，右臂紧贴在右腿外侧；

（5）吸气，左臂向上伸直，手心向前，手指朝上，与右手呈一垂直线，骨盆左侧尽量向后移，左腰侧至左肩朝上，使胸部朝向正前方；

（6）呼气，左手心顺时针方向转动 90 度，即向头部方向转动，然后将左臂向右侧伸展，左臂靠在左耳上方，不要压着耳朵，直至左手、躯干、右脚呈一直线，头部慢慢转向上，视线仰望向上方，保持自然呼吸。

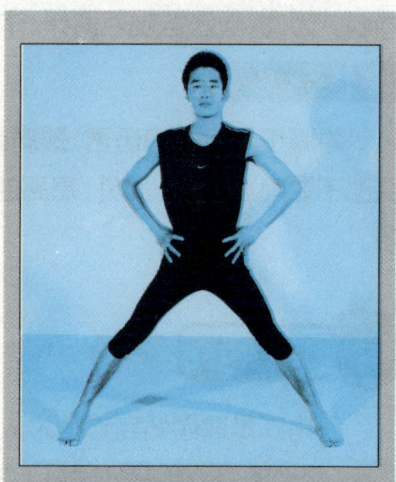

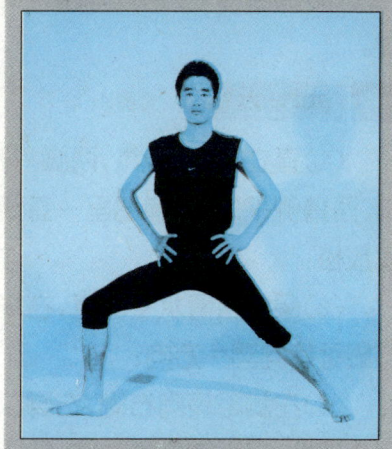

技术要点

（1）扩胸，伸直手臂；

（2）不要将重量放在下面的手臂上。

错误纠正

练习时易出现膝盖超过脚踝位置，腰腹无力，身体前后摇晃等

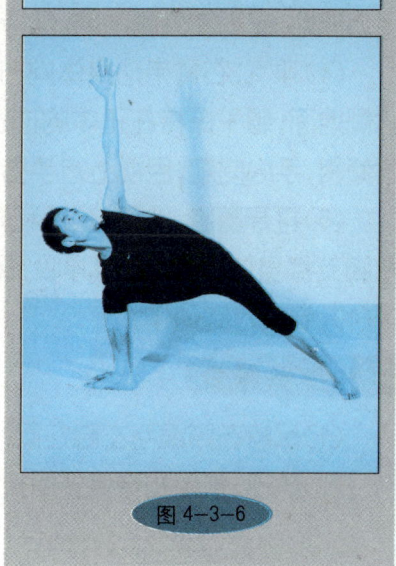

图 4-3-6

问题。因此,应注意规范动作,体会动作要领。

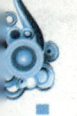 **伤害预防**

为减少对身体的伤害,颈痛或颈部有伤的练习者,在完成体式时,头部不要向上抬起。此外,患高血压的练习者,不适于做这个体式的练习。

三角式是瑜伽站立式中为人所熟知的体式。身体弯下时像一个三角形,必须将躯干和两脚尽量伸展。三角式练习,可以增加身体的柔韧度。

动作方法 见图4-3-7

(1)直立站好,吸气,两脚打开约两个肩宽,脚掌踩实地面,脚尖向前,两臂侧平举,与肩部呈一直线,手心向下,手指用力向两侧伸展,肩部放松;

(2)保持两臂水平伸直,右脚向右转90度,右大腿外转,令右膝与右脚趾转向同一方向;

(3)左脚略转向右侧,右脚以脚跟支撑,蹬直左腿,拉紧膝盖,脚趾用力抓地,左脚掌外侧贴地,保持身体正中,肩部放松;

(4)呼气,右臂带动身体向右侧伸展下压,慢慢把右手置于右脚踝后侧地面,躯干保持在正中的位置,上臂与前臂呈一直线,身体不要前后倾斜,手心向前,目视上方手指;

(5)打开胸腔,头部、颈部和脊骨呈一直线,保持两脚收紧蹬直,以两脚支撑身体重量,自然呼吸,保持这个姿势20～30秒,然后返回步骤(1),做反方向动作。

技术要点

(1)保持右脚跟与左脚在同一直线上;

(2)头部、颈部和脊骨要保持在同一直线上。

基本体式

错误纠正

　　练习时易出现躯干歪向一侧，下方手掌支撑身体重量等问题。因此，应注意保持躯干正直，将身体的重量放于两脚。

伤害预防

　　为减少对身体的伤害，颈部有伤或患有高血压的练习者，在做这个体式时，头部可保持向正前方或望向地面，以免加重旧患。此外，有腹泻、头痛、低血压、失眠等症状的练习者，不适于做这个体式的练习。

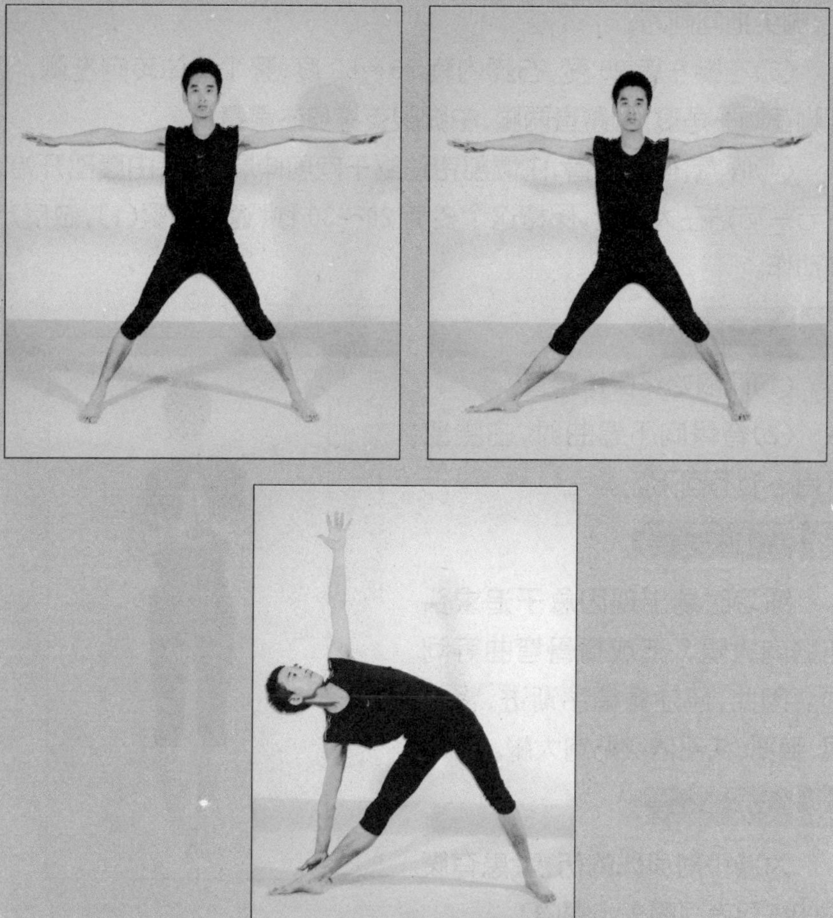

图 4-3-7

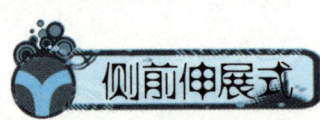

侧前伸展式 ◆◆◆◆◆◆◆◆◆

这个体式可以帮助提升身体的平衡力,令身体两侧、腹部和两腿等部位充分伸展,也是为其后的反转三角式练习做准备。

动作方法　见图4-3-8

（1）两腿并拢站好,两手置于身后,指尖向上,两手合掌置于肩胛骨之间,挺胸、收腹,肩部后转;

（2）两脚分开约两个肩宽,身体保持在正中位置,两脚在同一直线上,脚尖指向前方;

（3）左脚左转90度,右脚内转75～80度,整个身体转向左侧,与左脚在同一角度上,蹬直两腿,由脚跟支撑身体重量;

（4）呼气,伸展脊骨,由髋部带动躯干向前伸展下压,由腹部开始,一节一节贴在大腿上,保持这个姿势20～30秒,返回步骤（1）,做反方向动作。

技术要点

（1）两腿始终保持蹬直;

（2）脊骨向下弯曲时,由腰部开始一节节向下。

错误纠正

练习时易出现因急于追求头部贴向大腿,造成脊骨弯曲等问题。因此,应注意循序渐进,将腹部、胸部、头部依次贴向大腿。

伤害预防

为减少对身体的伤害,患有腹泻的练习者可略去步骤（4）。

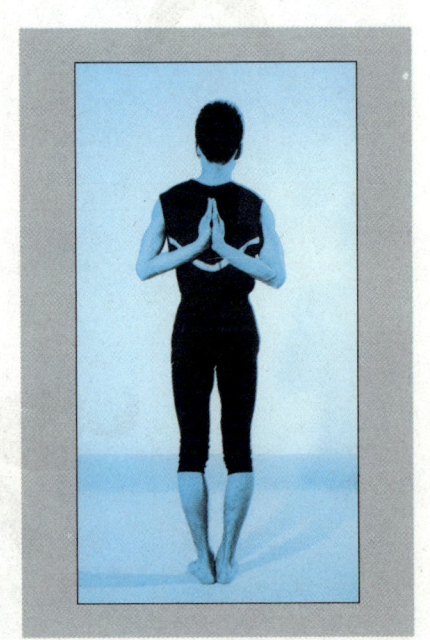

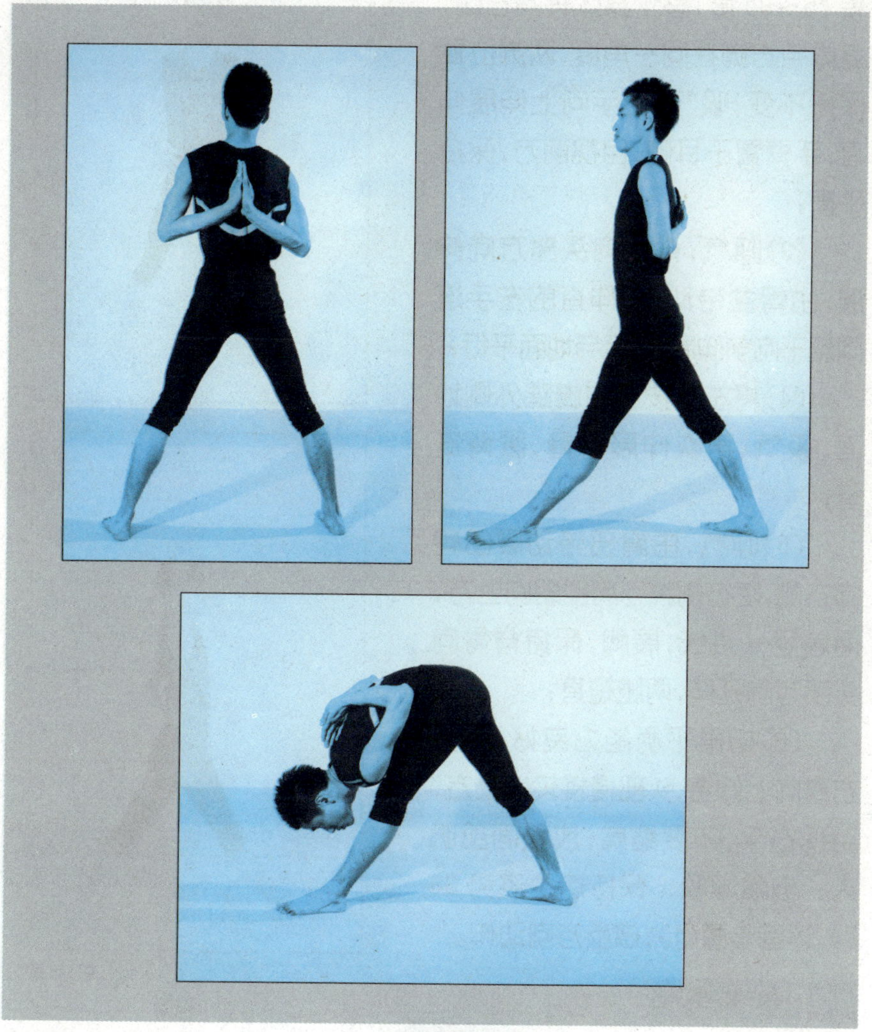

图 4—3—8

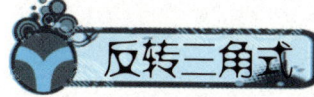 **反转三角式** ◆◆◆◆◆◆◆

这一体式是侧前伸展式的延续,二者相辅相成,连续练习,会使身体变得柔软、优美。

动作方法 见图 4—3—9

(1)两脚开立约两个肩宽,两手置于腰间,挺胸、收腹;

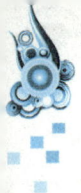

（2）右脚向右转 90 度，左脚内转 75～80 度，整个身体转向右侧，身体与右脚在同一角度，两脚位置保持不变，吸气，左手向上伸展伸直，手臂置于耳侧，目视前方，保持平衡；

（3）呼气，脊骨向头部方向伸展，由骨盆带动，将伸直的左手连同躯干向前伸展，直至与地面平行；

（4）将左手按于右脚踝外侧地面，吸气，再次伸展脊骨，腰背挺直；

（5）呼气，由肩部带动腰部转向右侧，使右侧腰与肩部朝向上方，两肩呈一直线，展胸，保持脊骨向头部方向延伸，两腿蹬直；

（6）如果平衡能力良好，可把右臂向上伸直，头部慢慢转向上方，目视右手，不要缩肩，放松面部肌肉，自然呼吸，保持这个姿势 30 秒，返回步骤（1），做反方向动作。

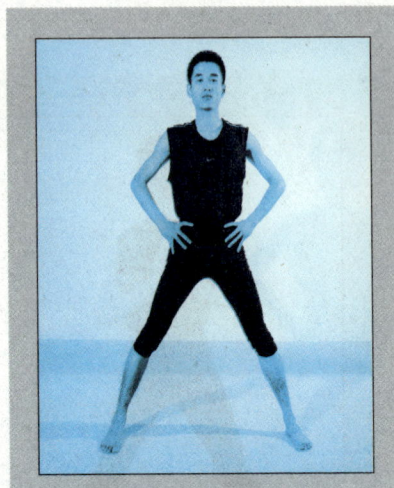

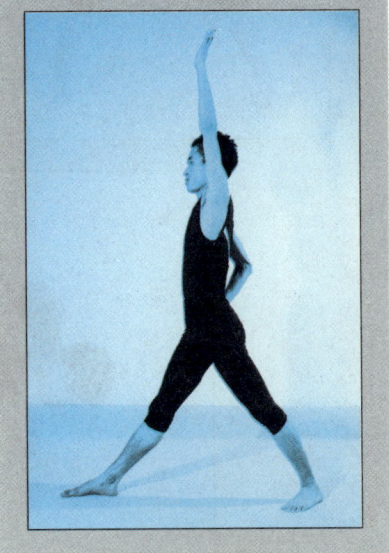

✵ **技术要点**

（1）整个过程，膝关节应始终保持伸直；

（2）配合呼吸进行身体的伸拉。

✵ **错误纠正**

练习时易出现含胸、脊骨弯曲等问题。因此，动作过程中应保持脊骨挺直。

伤害预防

为减少对身体的伤害,颈部有伤或患有高血压的练习者,在做这个体式时,头部可保持向正前方或望向地面,以免加重旧患。此外,有腹泻、头痛、低血压、失眠等症状的练习者,不适于做这个体式的练习。

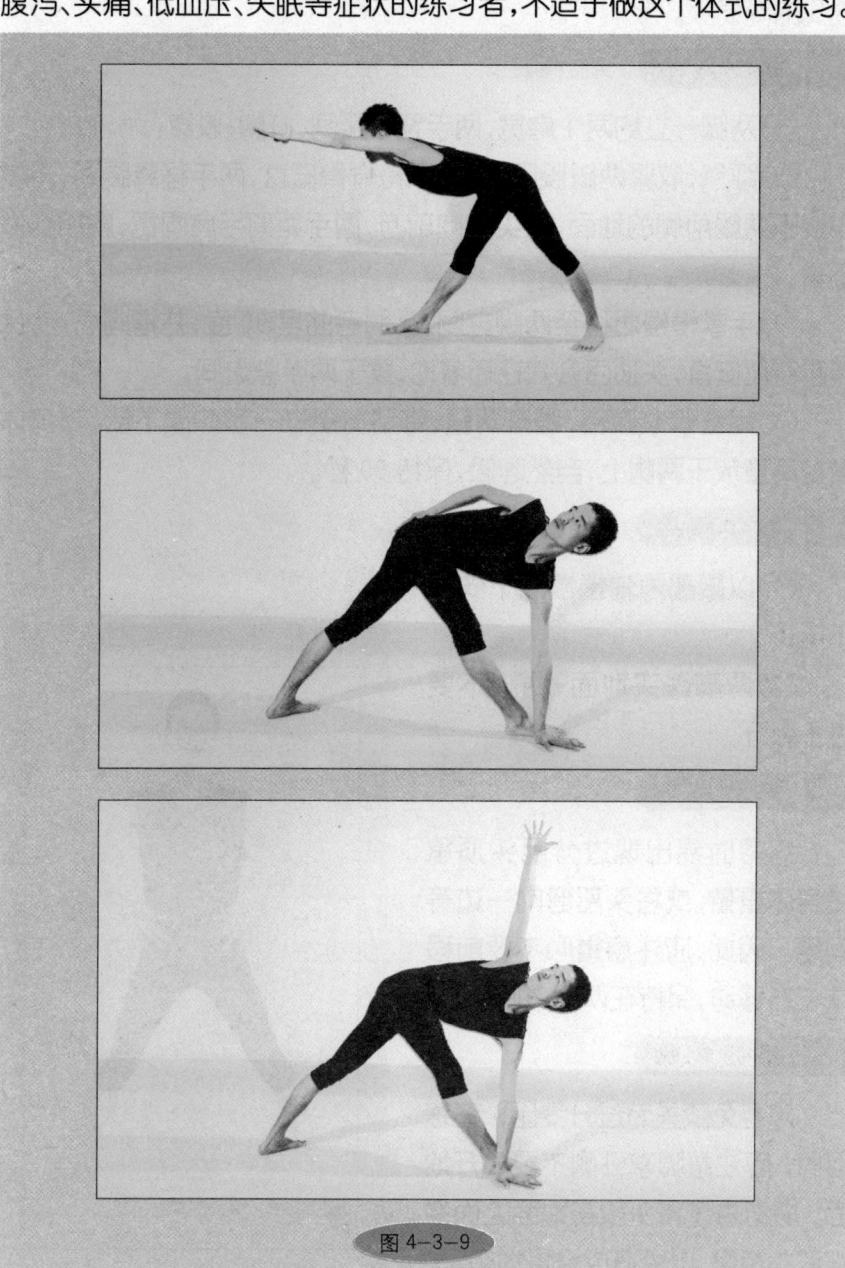

图 4-3-9

广角式

广角式大多用来结束每一轮的站立式练习,也可以将它视为头倒立式的简易版。

动作方法　见图4-3-10

（1）两脚开立约两个肩宽,两手置于腰间,挺胸、收腹;

（2）呼气,收紧两腿股四头肌,保持脊骨挺直,两手移离腰间,将掌心按于两腿前侧的地面,指尖指向前方,两手距离与肩同宽,肩部自然下垂;

（3）手掌慢慢后移至两脚之间,手肘弯曲呈90度,并指向后方,保持腰背部挺直,头顶百会穴轻轻着地,置于两手掌之间;

（4）尽量收紧腹部,蹬直两腿,带动背部进一步伸展下压,将身体重量尽量放于两腿上,自然呼吸,保持30秒。

技术要点

（1）以腰部为轴慢慢向下伸展下压;

（2）两脚踩实地面,两腿不要过于张开。

错误纠正

练习时易出现过分用头顶承受身体重量,或将头部弯向一边等问题。因此,应注意重心不要前移或左右移动,保持在两腿之间。

伤害预防

为避免膝关节过分受压,在练习时,应注意脚掌外侧不要离开地面,切勿为了将头放在地面上而勉强弯曲脊骨,以免造成脊骨损伤。

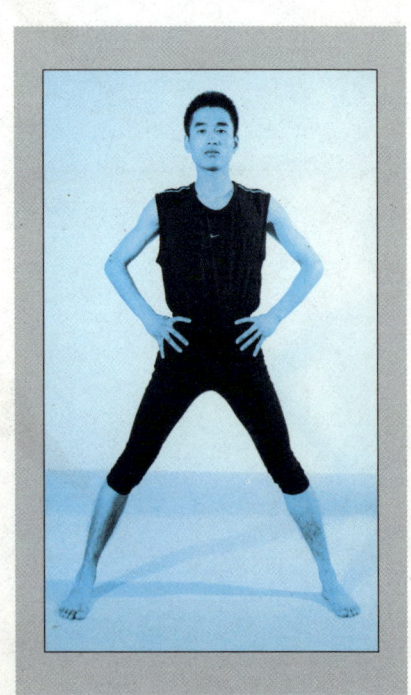

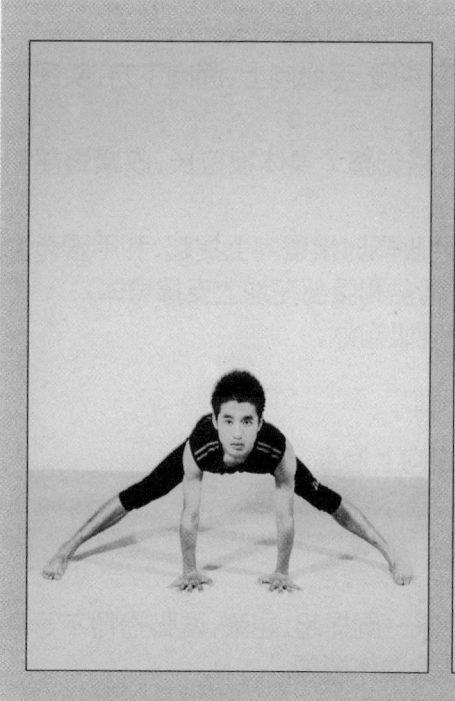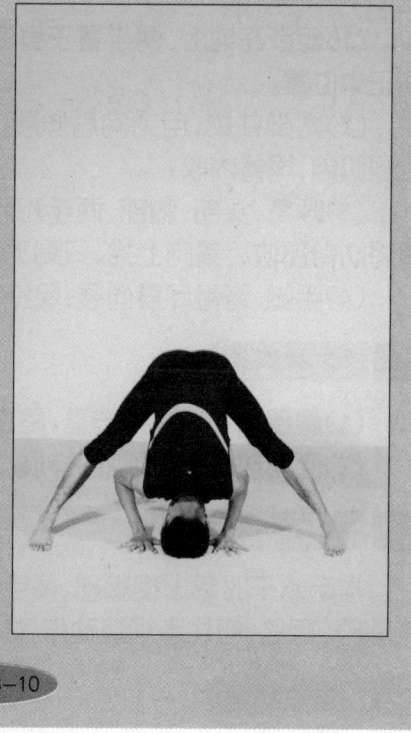

图 4—3—10

第四节

俯卧

在瑜伽体式中,俯卧动作讲究力量性和柔韧性。它可以帮助我们很好地柔韧脊柱,美化背部线条。俯卧包括蝗虫式、弓式、眼镜蛇式、眼镜蛇扭动式、上犬式、蛇伸展式和支架式等。

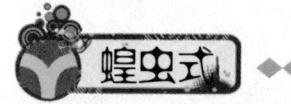 ◆◆◆◆◆◆◆◆◆◆

蝗虫式,顾名思义,是模仿蝗虫伏在地上的姿势。若做了太多的背部伸展式动作,可利用蝗虫式来舒缓一下背部。

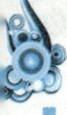

动作方法　见图4-4-1

(1)俯卧在地上,两手置于身旁两侧,手心向上,面向下方,头保持在正中位置;

(2)两脚并拢,用力向后伸展,感觉整个身体被拉长,收紧臀部和大腿肌肉,尾骨内收;

(3)呼气,头部、胸部、两手和两脚同时慢慢向上提起,利用腰背力量将肋骨部位尽量向上抬,只剩下骨盆和腹部在地上支撑身体;

(4)手脚、脊骨尽量伸展,保持呼吸自然。

技术要点

(1)腿部有力地并拢伸直,尽量向上抬高;

(2)面部放松,下颌向前伸展。

错误纠正

提起躯干时易出现胸部、两手未一同提起,屈膝,两脚抬得不等高等问题。因此,应注意规范动作,体会动作要领。

伤害预防

为减少对背部的伤害,身体提起时,必须收紧臀部和大腿肌肉。此外,孕妇和背部受伤的练习者,不适于做这个体式的练习。

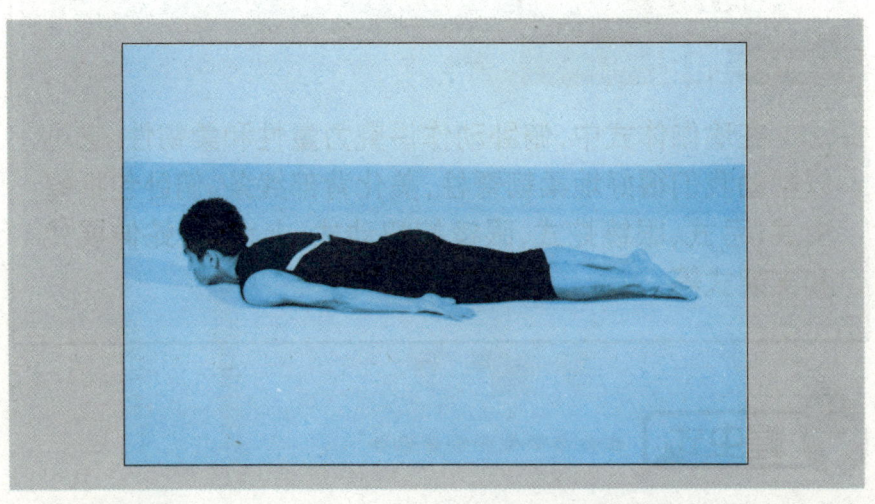

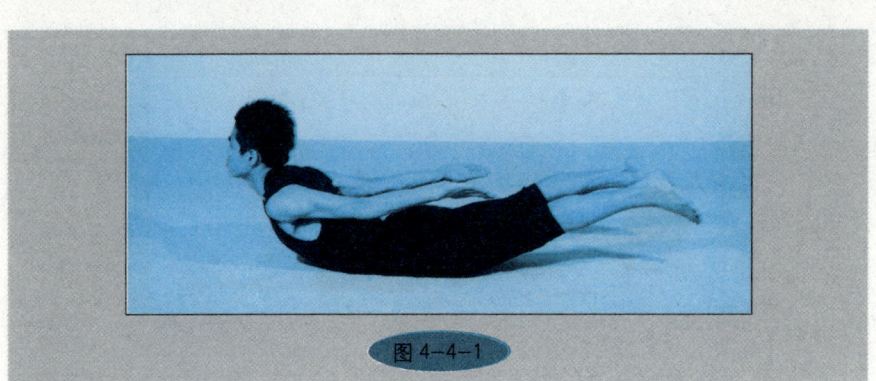

图 4-4-1

 弓式 ◆◆◆◆◆◆◆◆◆◆

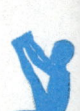

　　弓式的身体动作看起来像一张弓,故得其名。它对伸展背部,改善姿势效用显著。要将这一体式做得完美,同时发挥最大的功效,两手必须伸直,同时握紧脚踝,就像一根紧绷的箭弦。

❄ 动作方法 见图 4-4-2

　　(1)俯卧在地上,额头着地,两手置于身体两侧,手心向上,两脚瞪直,略打开,脚掌平放朝上;

　　(2)两膝屈膝,手臂向后伸展,两手抓握小腿或脚踝,收紧臀部;

　　(3)呼气,背部用力,尽量使躯干向上扬,同时大腿用力,尽量向上提起,挺起胸膛和肩部,收紧臀部,只剩腹部在地上支撑整个身体,两手伸直,保持自然呼吸;

　　(4)保持这个姿势约 5 秒或更久,然后一边抓握两脚,一边把上身和大腿慢慢放回地面。

❄ 技术要点

　　(1)腰部用力,不要将力量完全放在两手上;

　　(2)不要耸肩、屏气,保持自然呼吸。

❄ 错误纠正

　　练习时易出现大腿未抬离地面,肩部缩起等问题。因此,应注意腰部用力,将身体提起。

❄ 伤害预防

　　为减少对身体的伤害,孕妇、背部或肩部受伤的练习者及经期女性,不适于做这个体式的练习。

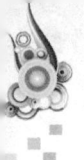

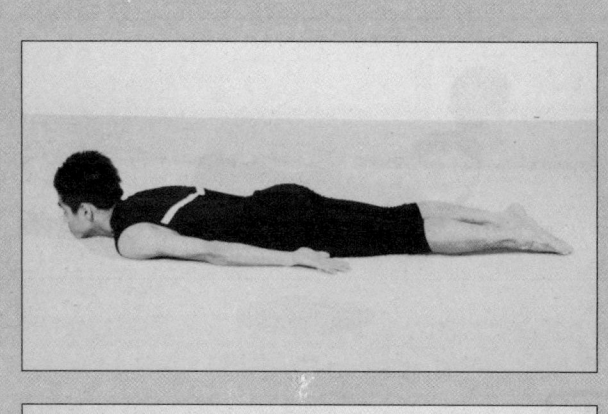

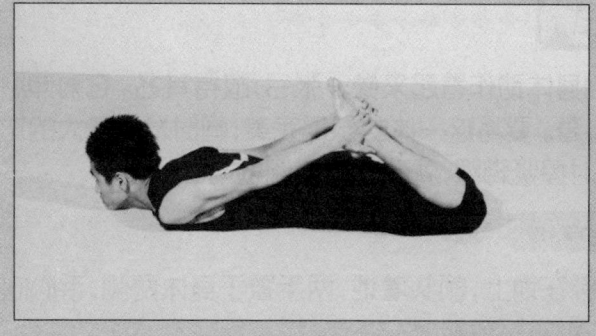

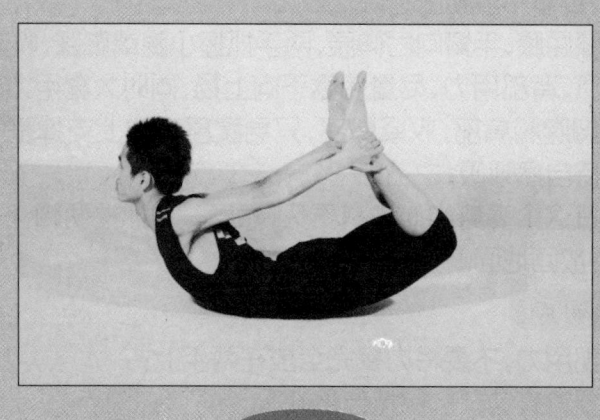

图 4-4-2

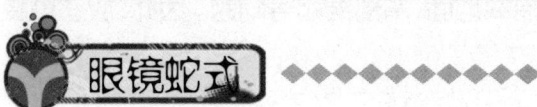
眼镜蛇式 ◆◆◆◆◆◆◆◆◆◆

　　眼镜蛇式,因为身体在地面匍匐,头部像眼镜蛇一般高高抬起,因此而得名。在练习过程中应留心细节,仔细聆听身体发出的信息。这个

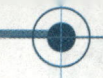

体式不但有助于治疗各种背痛和脊骨损伤，还能够帮助练习者缓解便秘，并有助于改善女性月经失调。

动作方法 见图4-4-3

（1）俯卧在地上，两脚瞪直，两手手指朝向前方，手肘弯曲，向上贴近躯干，手掌置于胸部两侧按于地上，收紧大腿腘绳肌和臀部肌肉，尾骨内收，指向脚跟；

（2）吸气，利用背部力量慢慢将躯干一节一节抬起，两肩后展，并放松下垂，手肘屈曲朝后，挺胸，脊骨尽量后仰，髋部不要离地；

（3）保持大腿腘绳肌和臀部收紧，保持这个姿势约10秒或更久，然后返回步骤（1）休息。

技术要点

（1）头部向后，双目向上，闭嘴；

（2）髋部不要抬起。

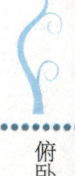

错误纠正

练习时易出现颈部和肩部缩起等问题。因此，应注意规范动作，体会动作要领。

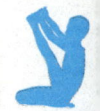

伤害预防

为减少对身体的伤害，背痛或下背部受伤的练习者，前臂须紧贴地面，在提起躯干时，须格外小心，不能放松腿部肌肉。此外，孕妇不适于做这个体式的练习。

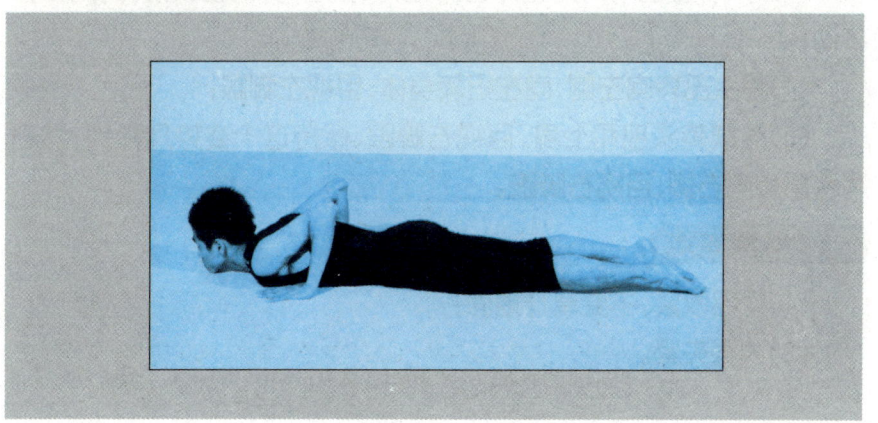

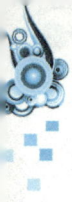

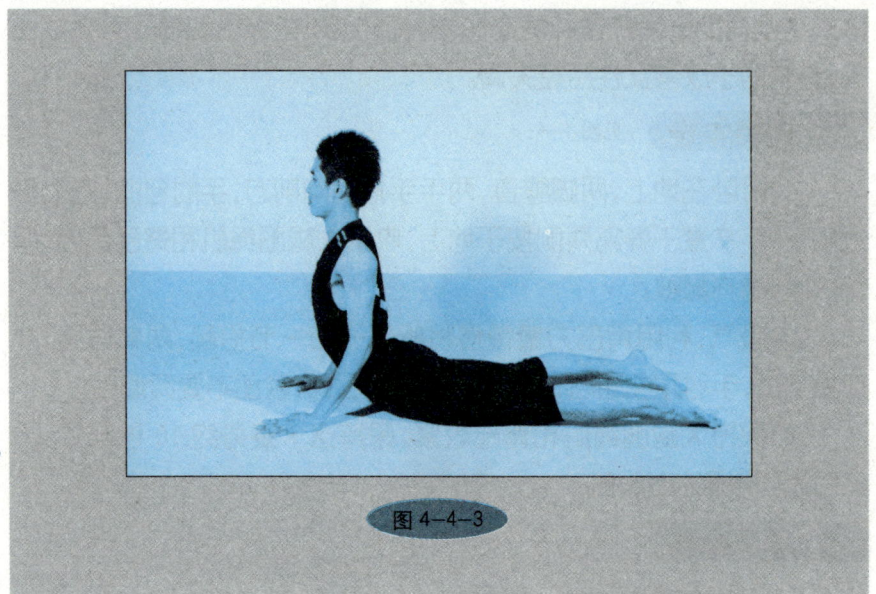

图 4-4-3

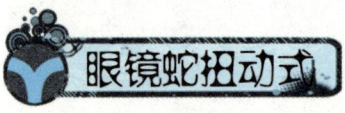
眼镜蛇扭动式

这个体式是在完成眼镜蛇式之后进行的一个体位法。想象自己就像眼镜蛇一样向后看,将下背部、侧腰充分扭转。

动作方法　见图 4-4-4

(1)俯卧在地上,两臂平放于体侧,掌心向上;

(2)屈肘,掌心向下支撑于胸部两侧,吸气,伸臂抬起身体;

(3)呼气,直至两臂完全伸直为止,头部后仰,臀部收紧,两腿保持不动;

(4)将头部转向左侧,向左扭转身体,目视左脚跟;

(5)继续转头部和上身,目视右脚跟,保持这个姿势几秒钟,然后将头部转向右侧,目视右脚跟。

技术要点

(1)臀部收紧,不要离开地面;

(2)大腿夹紧。

错误纠正

练习时易出现颈部和肩部缩起等问题。因此,应注意规范动作,体会动作要领。

伤害预防

为减少对身体的伤害,腰部有疾患的练习者,练习前应咨询指导医师意见。此外,孕妇不适于做这个体式的练习。

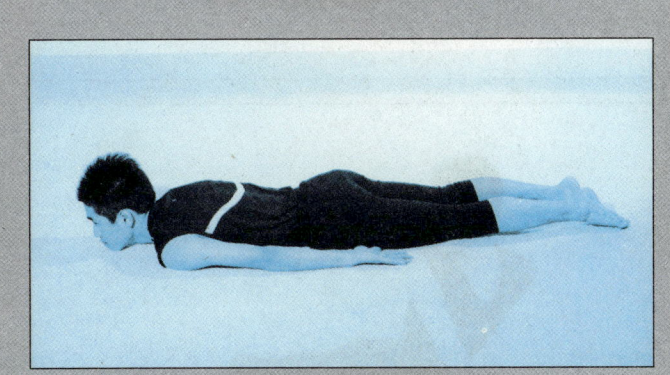

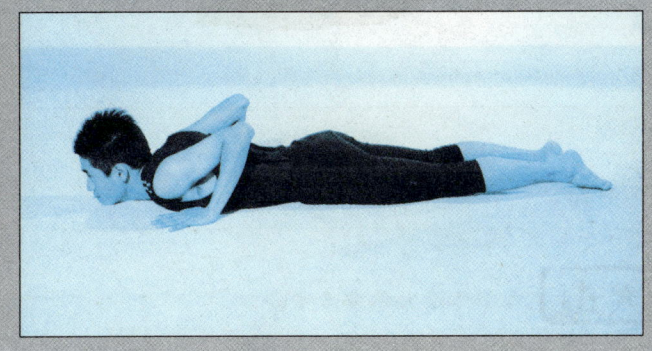

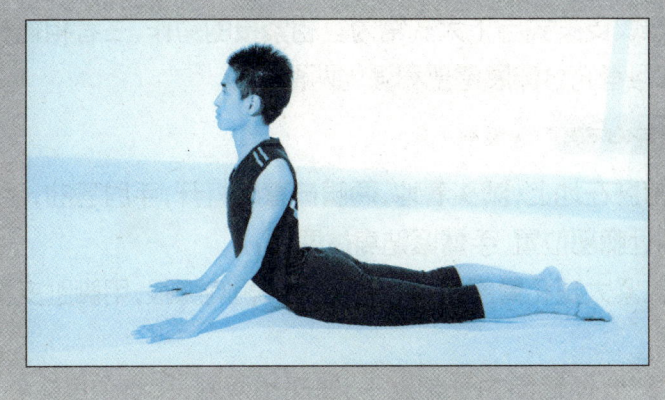

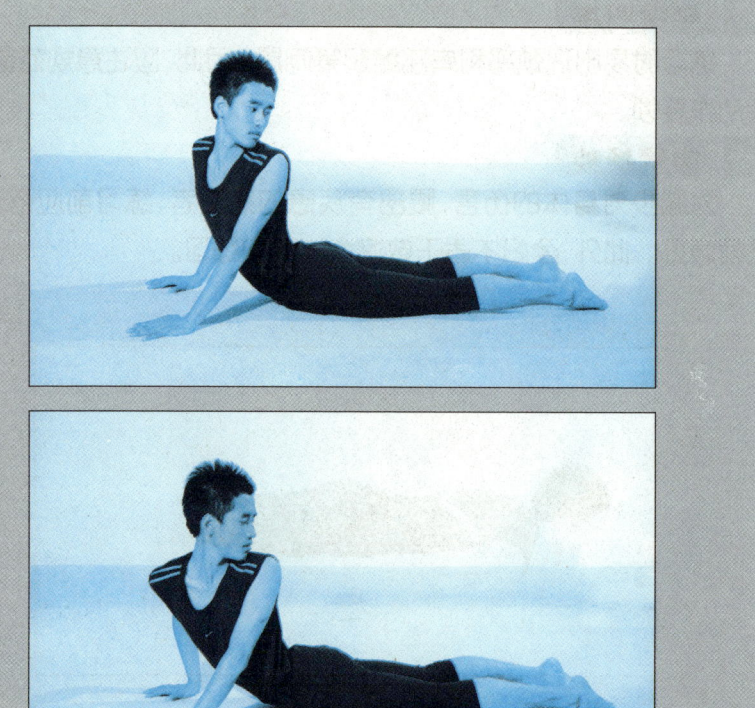

图 4-4-4

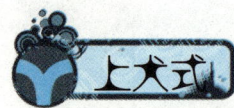

上犬式、支架式与下犬式常为互相紧接的动作，三者相辅相成，可以帮助练习者充分伸展背部和强化两臂力量。

动作方法 见图 4-4-5

（1）俯卧在地上，额头着地，两腿伸直略打开，手肘弯曲，手掌按于肋骨两侧近胸部位置，手臂紧贴身体两侧；

（2）收紧大腿和臀部肌肉，尾骨内收，朝向脚跟，用脚趾支撑，脚跟朝上；

（3）呼气，两臂用力升起躯干、臀部和两脚，让整个身体处于水平

位置,呈"支架式",保持这个姿势数秒,保持自然呼吸;

（4）深深吸气,然后用力伸直两臂,把腰部以上躯干向上提升至垂直状态,垂肩、挺胸,背部尽量伸展,目视前方,手臂和两脚同时支撑身体重量,收紧大腿与臀部,自然呼吸。

技术要点

（1）臀部收紧,若有难度,可脚尖着地;

（2）两臂用力伸直,不要缩肩。

错误纠正

练习时易出现两脚与躯干不协调,缩肩等问题。因此,应注意两脚与躯干一同提起,体会动作要领。

伤害预防

下背部受过伤的练习者提起躯干时须格外小心,大腿肌肉不能放松。此外,孕妇及有背痛的练习者,不适于做这个体式的练习。

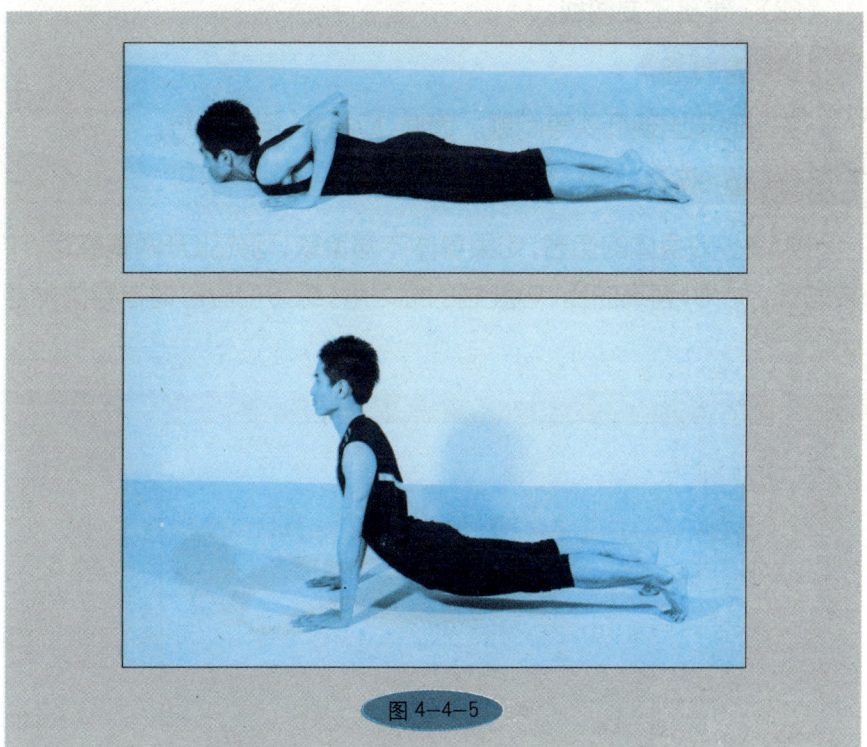

图 4-4-5

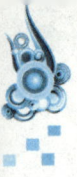

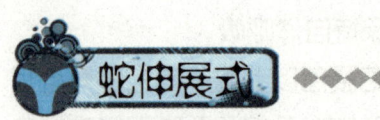
蛇伸展式

蛇伸展式的练习,有助于放松背部与脊骨,使椎间盘骨恢复正常,可以有效舒缓颈部与背部的僵硬与紧张,并且能够消除肩痛、背痛和轻微的坐骨神经痛等。

🌀 动作方法 见图4—4—6

(1)俯卧在地上,两腿并拢,脚背贴地,脚尖并拢,两臂置于体后,十指交叉;

(2)吸气,伸展背部和臀部肌肉,尽量将胸腔从地面抬高,保持两手背后交握的姿势;

(3)呼气,慢慢降低胸部至下颌贴地,重复此动作3~5次。

🌀 技术要点

(1)意识集中在脊骨受压迫的地方;

(2)下半身不要离地。

🌀 错误纠正

练习时易出现低头等问题。因此,应抬头,目视前方。

🌀 伤害预防

为减少对身体的伤害,如果身体不够柔软,可先张开两腿练习,不要勉强。此外,有高血压、心脏病的练习者,练习前应咨询指导医师意见。

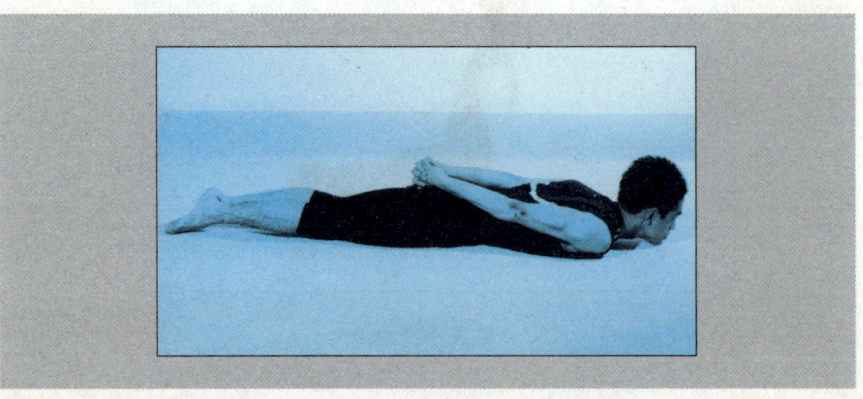

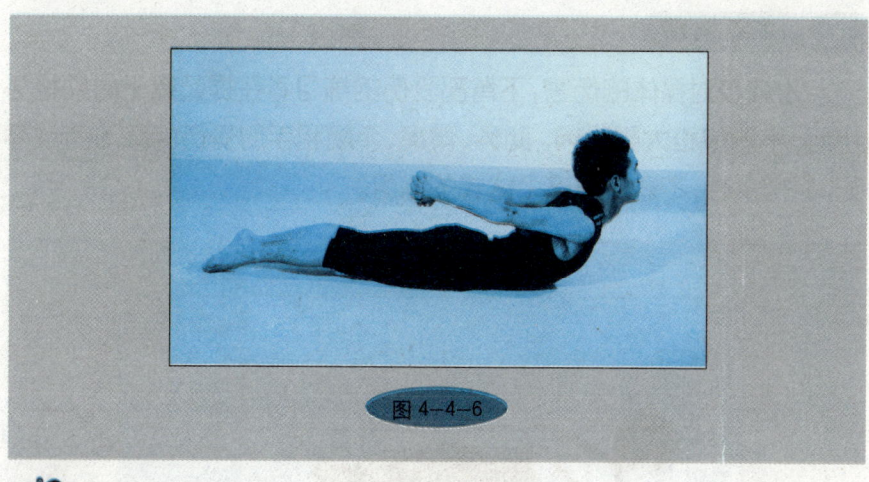

图 4-4-6

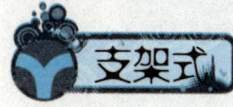 **支架式** ◆◆◆◆◆◆◆◆◆◆

支架式与传统的掌上压动作十分相似,但比其更具有挑战性。我们通常把支架式和上狗式一起练习,用以提升手臂和整个躯干的力量,同时也为练习其他体式打好基础。

❈ **动作方法** 见图 4-4-7

(1)俯卧在地上,额头着地,两脚蹬直略打开,手心置于地上近肋骨两旁,手肘弯曲朝上,手臂紧贴身体两侧;

(2)收紧大腿肌肉,令大腿略离地,尾骨内收,朝向脚跟,以脚趾支撑下半身重量,脚跟朝上;

(3)呼气,两臂用力,提起躯干、臀部和两脚,让整个身体呈一水平线,收紧大腿和腰腹,以支撑身体重量;

(4)保持这个姿势 15～20 秒,自然呼吸,然后降下身体休息。

❈ **技术要点**

(1)肩部、腰部、臀部、大腿和两脚保持在一条直线上;

(2)收紧腰腹和大腿,不要将重量完全放于两手。

❈ **错误纠正**

练习时易出现手肘向外,只有上身抬起,骨盆向下坠等问题。因此,手肘应贴着身体两侧,收紧大腿和腹部。

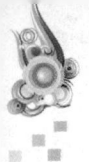

伤害预防

为减少对身体的伤害，下背部受伤的练习者在提起躯干时须格外小心，不能放松大腿肌肉。此外，背痛、手腕和手肘受伤的练习者或孕妇、经期女性，不适于做这个体式的练习。

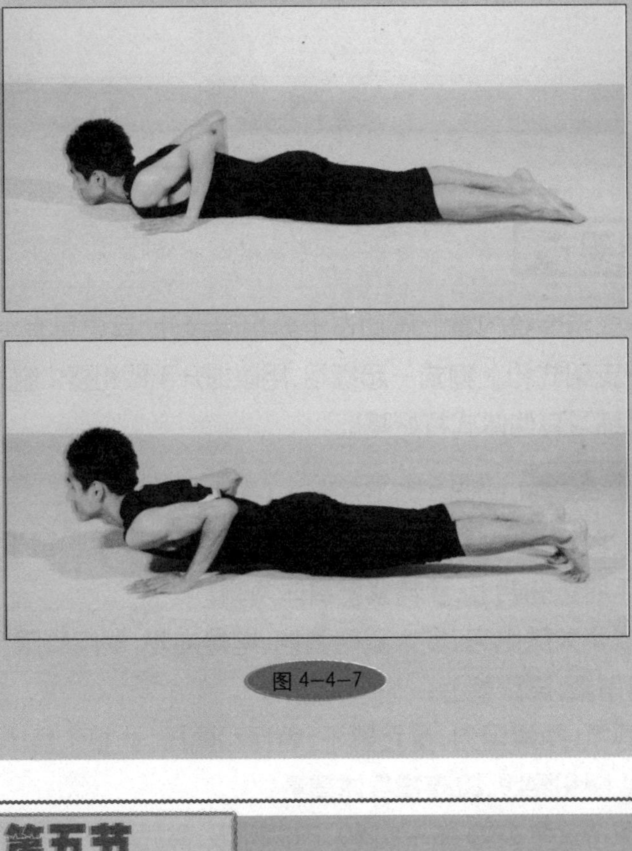

基本体式

图 4-4-7

第五节

仰卧

瑜伽中的仰卧体式，大多以背部着地的姿势为主，对于柔韧脊骨、强化背部肌肉和线条有着很好的效果。仰卧包括仰卧扭动式、卧伸腿式、卧英雄式、桥式、鱼式、鳄鱼扭转式、船式、犁式和锁腿式等。

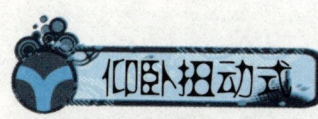
仰卧扭动式

仰卧扭动式,顾名思义,这个体式的重点是扭动腹部。通过练习,不仅能够改善消化系统,而且可以强化腹背和腰侧肌肉力量。

动作方法　见图4-5-1

（1）仰卧在地上,两臂打开至肩侧位置呈一直线,手心向上,两脚并拢,用力蹬直,脚尖向上,同时脚踝向前伸展,吸气,凝聚腰腹力量;

（2）呼气,收紧腰部,以腰腹力量慢慢把两腿提起到与地面呈90度角的位置,脚掌朝上,保持自然呼吸;

（3）吸气,再次凝聚腰腹力量,呼气,用腰腹力量把两腿慢慢移向左侧,肩部、两臂不要离地,整个上背部平躺在地上,两脚并拢,并用力蹬直,自然呼吸,保持这个姿势30秒到1分钟,然后倒序返回步骤(1),换方向重复以上步骤。

技术要点

（1）肩部和背部贴紧地面,不要随之抬起摆动;

（2）腹部尽量收紧。

错误纠正

练习时易出现躯干跟随腿部左右摇摆等问题。因此,应注意保持肩部和背部贴紧地面。

伤害预防

为减少对身体的伤害,有脊椎病的练习者,练习前应咨询指导医师意见。此外,孕妇不适于做这个体式的练习。

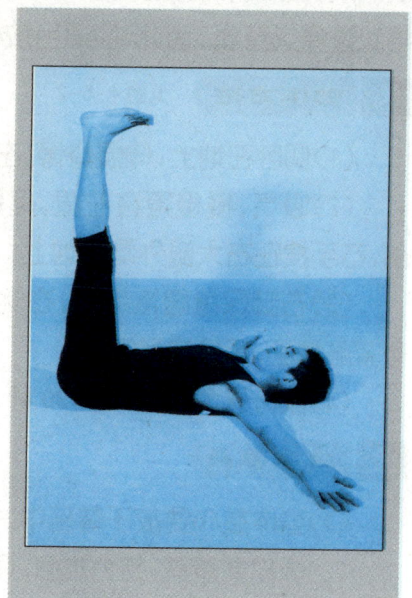

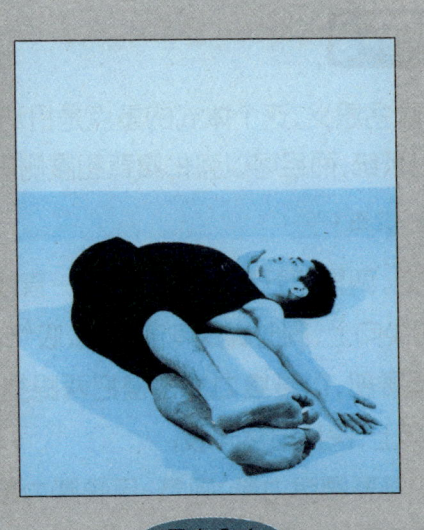

图 4-5-1

 卧伸腿式

卧伸腿式练习，能够充分伸展大腿的腘绳肌，提升其柔韧度。腘绳肌太紧，会影响两脚的伸展和胯部的健康，也会影响日常站姿和坐姿，导致腰痛或背痛。因此，应适当放松，令身体柔软，保持健康。

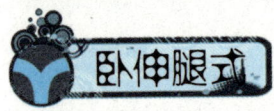 动作方法　见图 4-5-2

（1）仰卧在地上，伸展脊骨，左腿屈膝，左手握着左脚拇趾；

（2）吸气，慢慢蹬直左腿，尽量向上伸展，脚跟向上，脚趾朝向面部，右手按在右大腿外侧的地上；

（3）右脚保持蹬直用力，右侧骨盆紧贴地面，两侧臀部、肩部和腰背紧贴地面，保持自然呼吸；

（4）保持这个姿势 20～30 秒，然后换脚重复以上步骤。

技术要点

（1）身体重心要放于臀部中间，不要偏向一边；

（2）腿部要蹬直，若有难度，可借助瑜伽绳。

错误纠正

　　练习时易出现将背部屈起，在地上的大腿与骨盆升起等问题。因此，可用瑜伽绳套在脚掌上，拉动绳子的另一端帮助练习，注意保持身体挺直。

伤害预防

　　为减少对身体的伤害，患高血压的练习者，应将头部和颈部垫高后再进行练习。此外，有腹痛、头痛或气喘、心脏病的练习者，不适于做这个体式的练习。

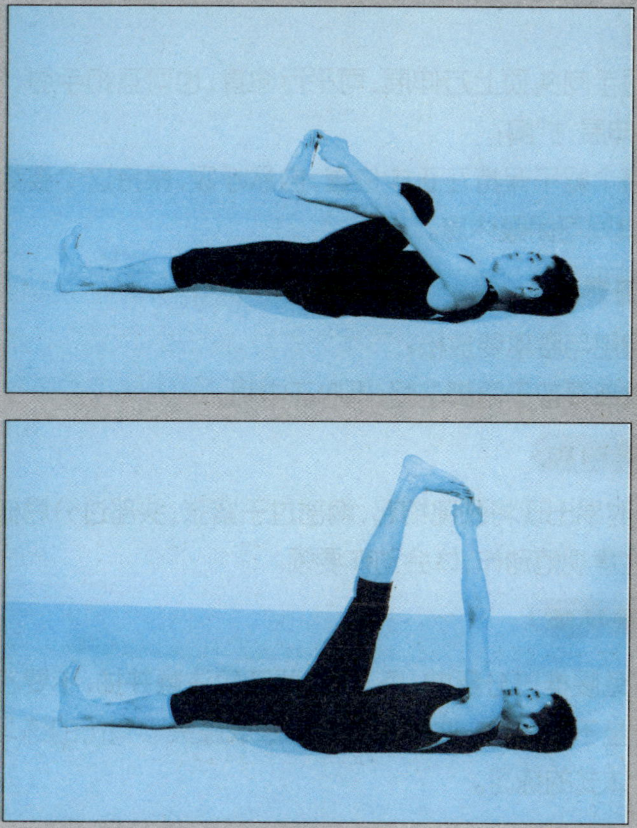

图 4-5-2

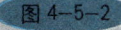

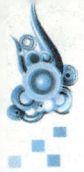

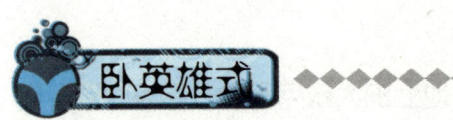

卧英雄式

这一体式是"英雄式"的仰卧版本。因为要将背部躺于地面,所以难度相对较高,初学者应根据自己的身体条件,适当利用毛毡垫着背部来减轻背部和大腿所受的拉力。卧英雄式能充分伸展大腿、脚踝、腰部和胯部肌肉,具有安抚神经的作用。

❋ **动作方法**　见图4-5-3

(1)由"英雄式"开始,吸气,将手肘和前臂放于地上支撑身体,先将骨盆略向上升,然后放回地上,令腰椎和尾骨向膝盖方向伸展;

(2)臀部放于两脚之间,再慢慢将背部和肩部向后下落,直至完全躺于地面;

(3)两手向头顶上方伸展,可平行伸直,也可互扣手肘,令脊骨向头部方向伸展,扩胸;

(4)整个躯干保持在正中位置,自然呼吸,保持这个姿势30秒到20分钟,其间可闭眼休息。

❋ **技术要点**

(1)胸部与腰部要放松;

(2)臀部要放于两脚之间,重心在中间。

❋ **错误纠正**

练习时易出现将颈部缩起,胸部过于紧张,头部过分后仰等问题。因此,应注意规范动作,体会动作要领。

❋ **伤害预防**

为避免腰椎过分弯曲,练习时,两膝应注意并拢,不要左右外展,臀部不要坐于脚跟上。此外,背痛、脚跟或膝关节有伤的练习者,不适于做这个体式的练习。

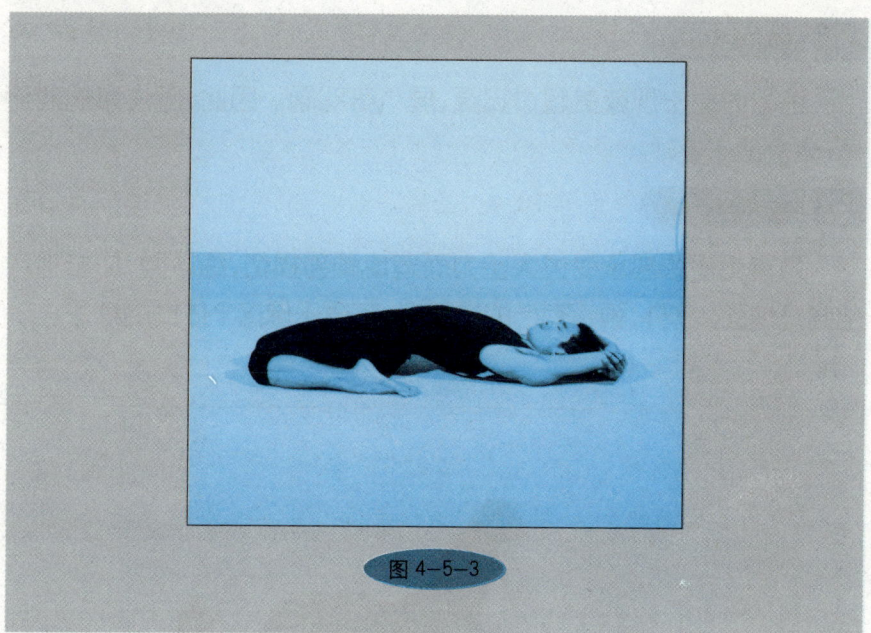

图 4—5—3

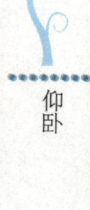

桥式

桥式动作很适合上班族练习,长时间的坐姿会出现下背部疼痛,腰背部力量不够等问题。而桥式练习简单易学,不但可以强化腰背力量,还可以美化臀部线条。

动作方法 见图 4—5—4

(1)仰卧于地上,屈膝,两脚打开与髋同宽,脚掌着地,脚跟靠于臀部,两手平行置于身体两侧,手心向下,肩部、手臂贴于地面,上背部略离地;

(2)吸气,慢慢将臀部提起,上背部离地,直至背部形成拱形,但肩部依然着地,两脚平行,以肩部和两脚掌保持重心,不要侧偏,保持自然呼吸。

技术要点

(1)髋部与上背部充分抬高;

(2)重心放在两脚之间。

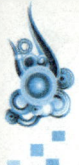

❋ **错误纠正**

练习时易出现膝盖超过脚踝、屏气等问题。因此,应注意规范动作,体会动作要领。

❋ **伤害预防**

为避免使颈部承受过大压力而造成颈部损伤,练习时,切忌将肩部离开地面。此外,颈部有伤的练习者,不适于做这个体式的练习。

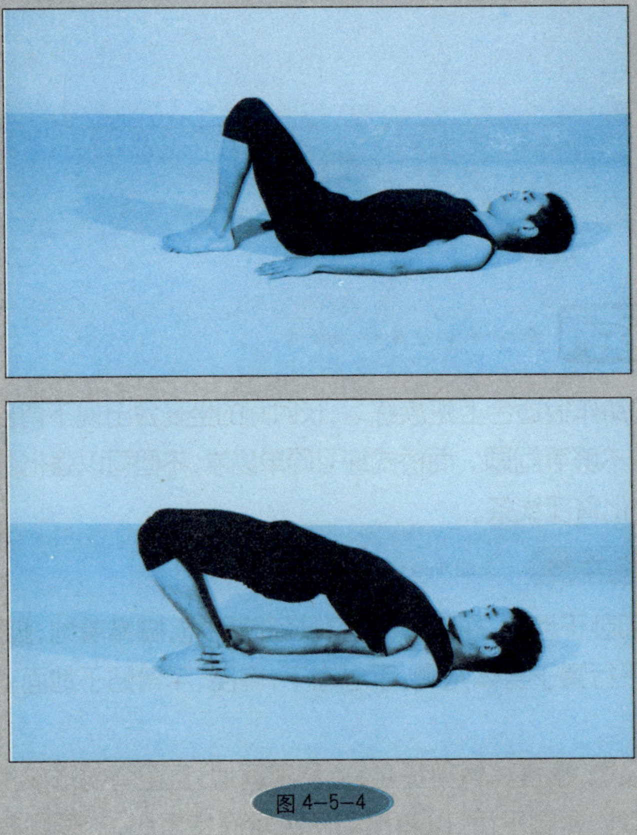

图 4-5-4

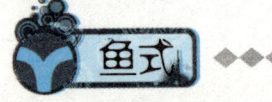

鱼式动作适合于初学者练习。它不但可以充分缓解颈部疲劳,促进

头部血液循环,为大脑输送养料,解除失眠困扰,还能使胸部充分舒展,有助于进行深呼吸,强化肺部机能,从而提高免疫力,减小感冒的几率。

动作方法　见图4-5-5

（1）仰卧在地上,两脚蹬直并拢,脚尖向上;

（2）吸气,两手置于臀后,手心向下,手肘用力撑地,将头部、胸部和腹部挺起,背部拱起,再慢慢把头顶放回地上;

（3）保持这个姿势10～15秒,然后慢慢把手肘向外滑开,把背部放回地上休息。

技术要点

（1）头顶百会穴着地;

（2）胸部尽量向上,臀部不要离开地面。

错误纠正

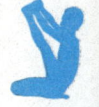

练习时易出现头部没着地,两脚分开,身体摇晃等问题。因此,应注意规范动作,体会动作要领。

伤害预防

为避免颈椎受伤,练习时,头部不要太过用力后弯。此外,孕妇、经期女性和有严重背痛、颈痛的练习者,不适于做这个体式的练习。

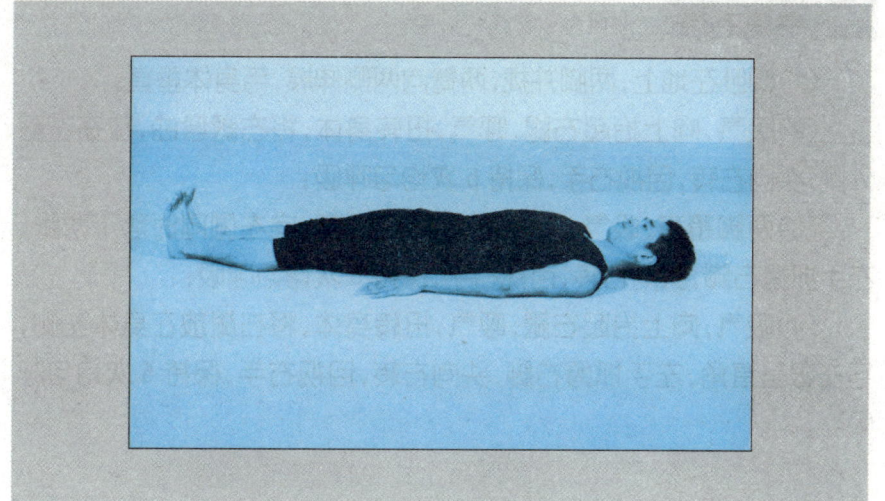

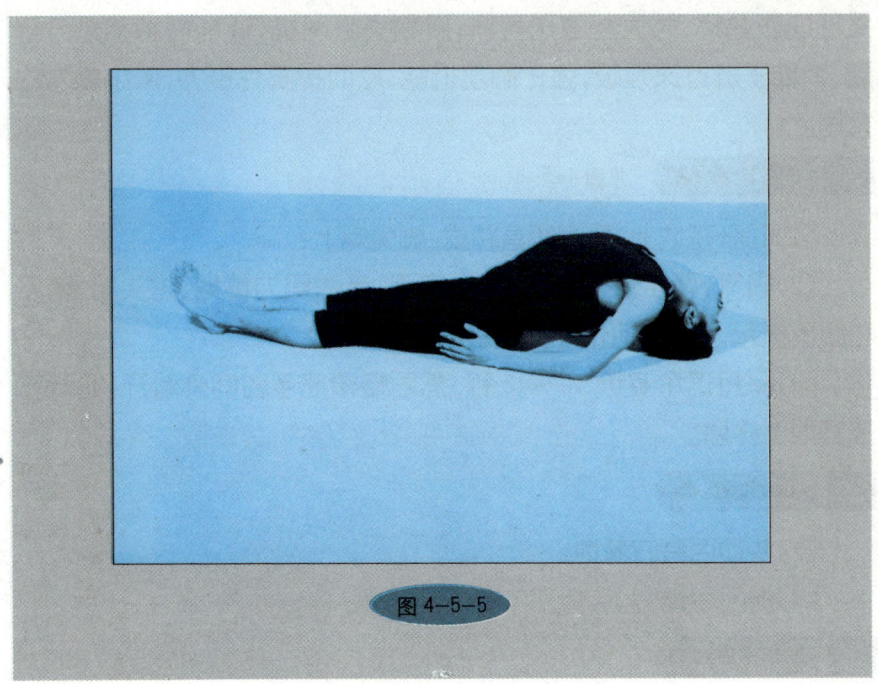

图 4-5-5

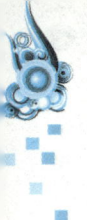 鳄鱼扭转式 ◆◆◆◆◆◆◆◆◆◆

鳄鱼扭转式练习,能够提升脊柱的扭转幅度,扩大关节的活动范围,是一个能够提高腰部两侧肌肉力量和柔韧性的体式。

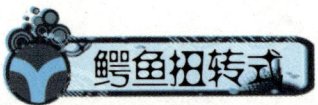 动作方法 见图 4-5-6

(1)仰卧在地上,两脚并拢,两臂向两侧伸展,与身体垂直;

(2)吸气,向上抬起右腿,呼气,扭转身体,将右腿弯曲,放在左腿外侧,头向右转,目视右手,保持5次均匀呼吸;

(3)两脚蹬直,吸气,向上伸直两腿,呼气,向左侧同时落下两腿,左手抓握右脚,头向右转,目视右手,保持5次均匀呼吸;

(4)吸气,向上抬起右腿,呼气,扭转身体,将右腿放在身体左侧,与左腿呈直角,左手抓握右脚,头向右转,目视右手,保持5次均匀呼吸。

❄ **技术要点**

(1)腹部和胯部放松,最大限度地抻拉;

(2)腿部要伸直。

❄ **错误纠正**

练习时易出现肩部缩起,上背部离开地面等问题。因此,应注意规范动作,体会动作要领。

❄ **伤害预防**

为减少对身体的伤害,如果患有脊柱弯曲或其他脊柱疾病,应避免练习此体式,或练习前询问医生意见。

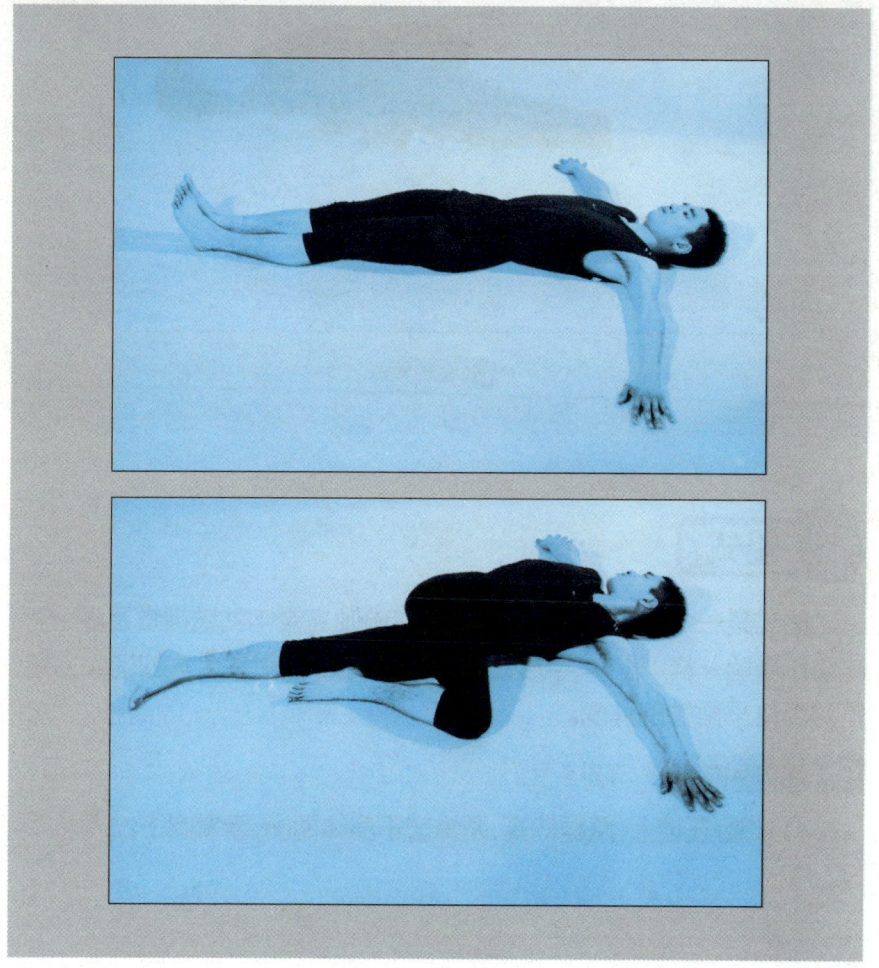

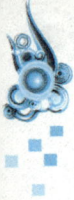

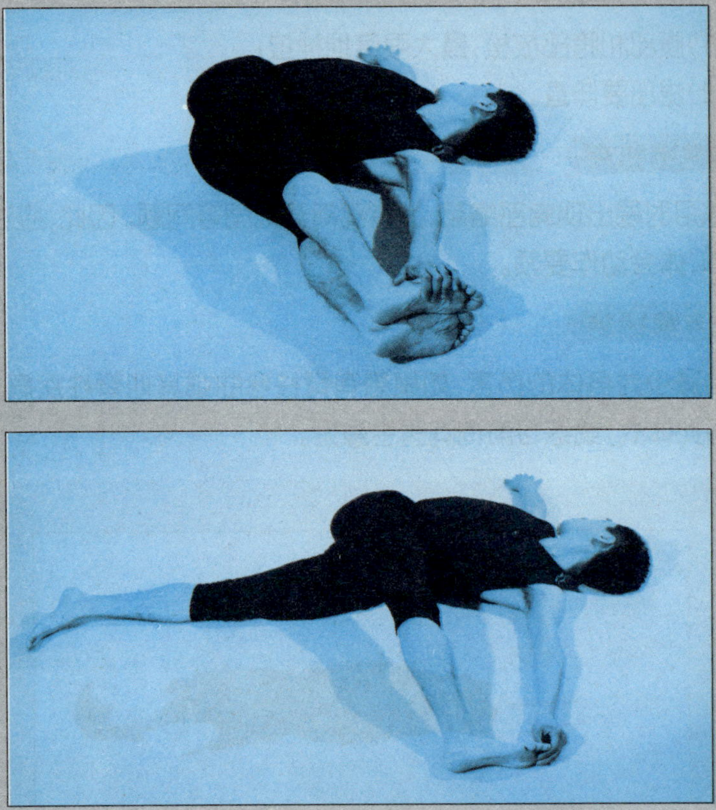

图 4-5-6

船式

船式是一个传统体式,早在古老的瑜伽文录中就曾被提及。它的身体动作像船一样,呈"V"字形,故此得名。练习时需要足够的轴心力量,是对身体平衡性的挑战。

动作方法 见图 4-5-7

(1)仰卧在地上,两腿伸直,两臂放于身体两侧,手掌向下;

（2）吸气，提起小腿，直至与地面平行，脚尖朝上，上体起身后倾，与地面呈 45 度角，两手按在地上协助支撑身体，腹部收紧；

（3）呼气，锁紧脚跟，两脚以 45 度角撑展蹬直，躯干与两脚形成一个"V"字形，两手提起，并向前伸直，与地面平行；

（4）凝聚躯干力量，挺直腰背和胸膛，两脚并拢夹紧，保持自然呼吸。

❋ 技术要点

（1）收紧腹部和臀部；

（2）两腿和躯干都要挺直。

❋ 错误纠正

练习时易出现两脚、两膝没有伸直，两腿分开等问题。因此，应注意规范动作，体会动作要领。

❋ 伤害预防

为减少对背痛的伤害，在练习这个体式时，背部应尽量挺直，令脊椎向上提。此外，孕妇及患有低血压、心脏病、哮喘、失眠、头痛、腹泻等症的练习者，不适于做这个体式的练习。

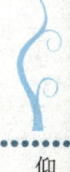

仰卧

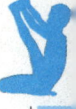

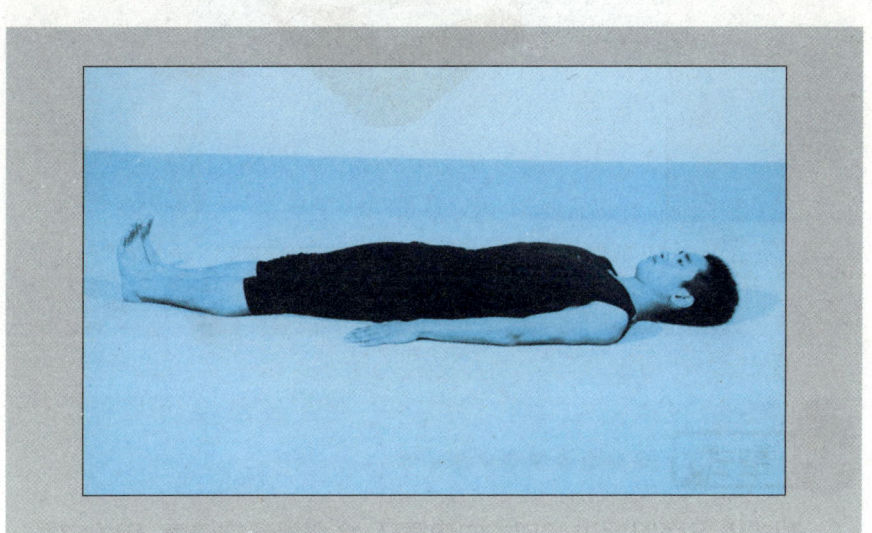

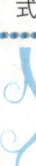

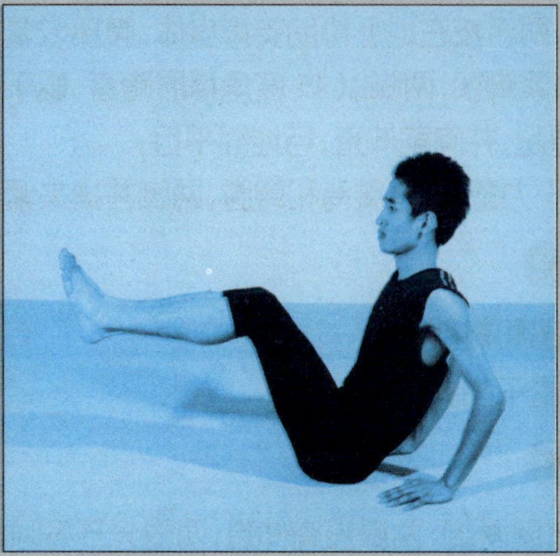

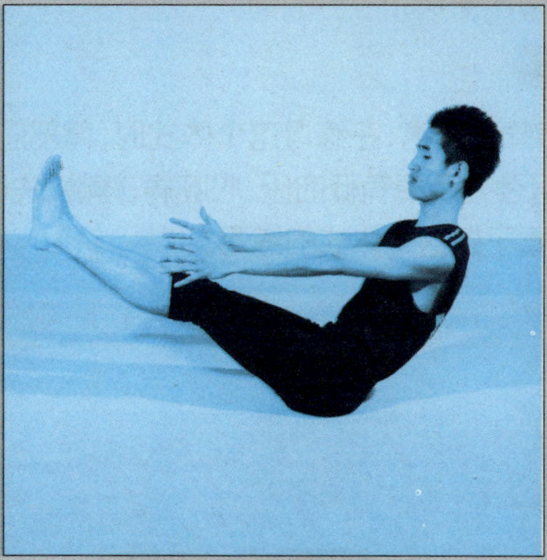

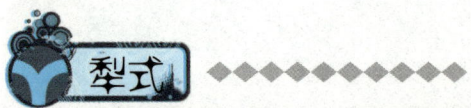

图 4-5-7

犁式

犁式练习可以促进颈部的血液循环,令脊骨柔软健康。因为它是一个极端的伸展动作,故脊骨有病痛的练习者须量力而为。如果熟悉"肩立式",可以在完成体式后,直接将两脚越过头部进入"犁式"。

动作方法 见图 4-5-8

(1)仰卧在地上,屈膝,两脚并拢,脚掌贴地,两手放在地上,手掌向下,靠在骨盆两侧,肩部向下转动,令手臂外侧贴地,上背部略离地;

(2)吸气,凝聚腰腹力量,呼气,将膝盖与躯干向上抬起,随即把两手放在背上作支撑,拇指置于腰的两侧,其余手指平均拖着背部近肩胛骨位置,手指朝向臀部方向;

(3)手肘屈曲的同时,上臂紧贴地面,两肘与肩同宽,用力支撑身体,背部保持垂直;

(4)膝盖抬至额头上方,小腿垂直向上,脚掌朝上,以肩部和手肘支撑身体的重量;

(5)吸气,再次凝聚腰腹力量,呼气,保持大腿的角度,慢慢把小腿蹬直越过头部,脚尖轻轻落在头部前方的地上,再把两腿腘绳肌向上用力蹬直,两手可以继续支撑背部,或平行放在地上;

(6)保持这个姿势最少30秒,随着动作的熟练,可慢慢增加至2分钟以上,然后轻轻倒序回到步骤(1)的姿势休息。

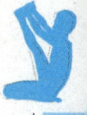

技术要点

(1)两腿收紧,伸直并拢,尽可能地伸展;
(2)身体重量放在肩部,收紧下颌。

错误纠正

练习时易出现颈部没有挺直,颈部、肩部或头部侧向一边,臀部没有抬高,背部弯曲等问题。因此,应注意规范动作,体会动作要领。

伤害预防

为减少对身体的伤害,患有坐骨神经痛、腹泻、消化性溃疡、腰伤、哮喘等症的练习者及经期女性,不适于做这个体式的练习。

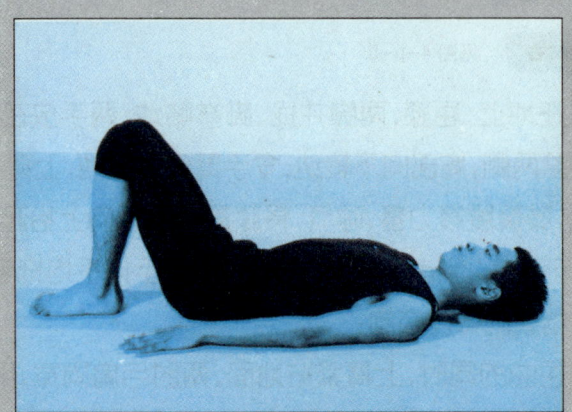

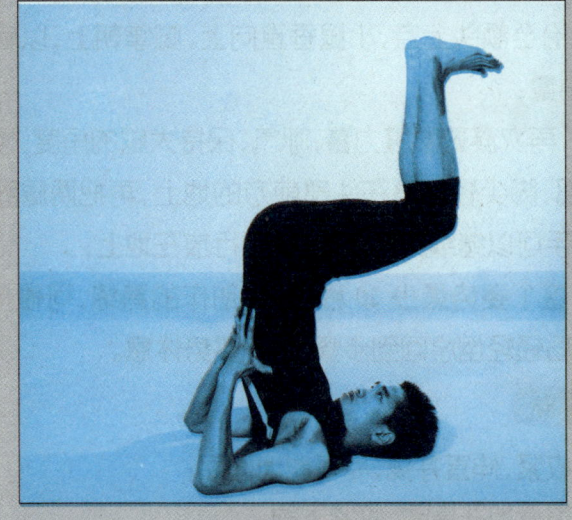

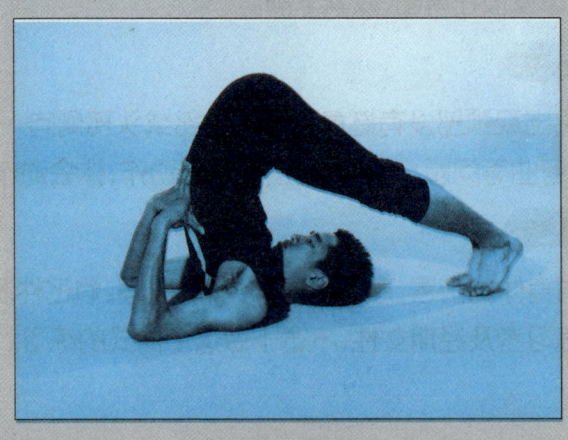

图 4-5-8

 锁腿式

锁腿式这是一个传统的体式,一般用来放松背部和后腰。

❄ **动作方法** 见图4—5—9

（1）仰卧在地上,左腿弯曲,两手抱膝,吸气,抬起上身,用下颌去贴靠膝盖,保持5次呼吸;

（2）或仰卧在地上,两腿弯曲,两手抱膝,吸气,抬起上身,用下颌去贴靠膝盖,保持5次呼吸。

❄ **技术要点**

（1）大腿贴紧腹部,下颌贴紧膝盖;

（2）面部放松,保持腹式呼吸。

❄ **错误纠正**

练习时易出现颈部用力等问题。因此,应将力量放在腰背部。

❄ **伤害预防**

为减少对身体的伤害,脊骨或背部有伤的练习者,练习前应咨询指导医师意见。

仰卧

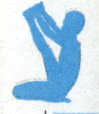

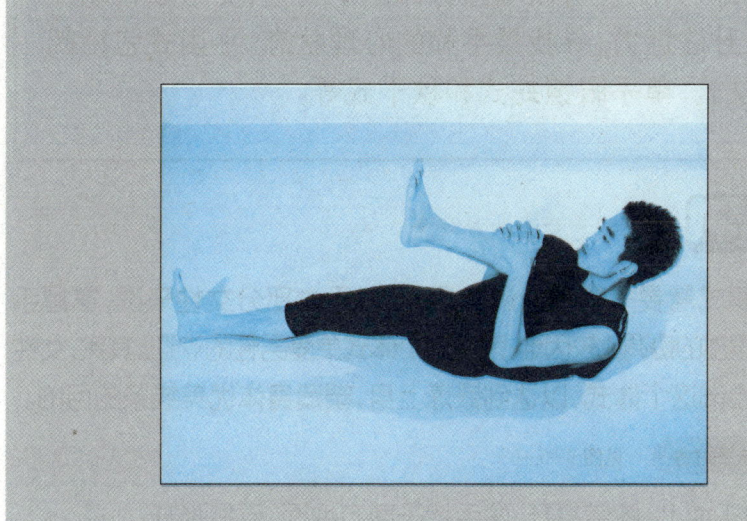

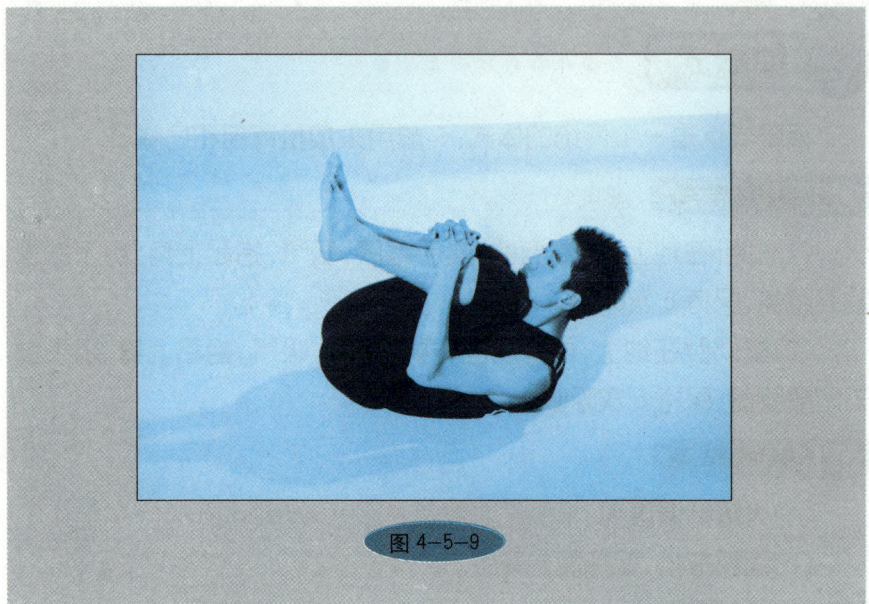

图 4-5-9

第六节

平衡式

　　瑜伽的平衡式最能体现一个人的内在心态。通过这个体式的练习,不仅可以增强身体的平衡性,更可以帮助练习者提升注意力,寻找最平和的心理状态。平衡式包括鹤式、脊柱式、单手眼镜蛇式和秋千式等。

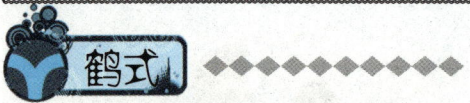 鹤式 ◆◆◆◆◆◆◆◆◆◆

　　练习鹤式需要平衡与协调技巧,而对于大部分女性来说,掌握手腕、手臂和腹部的协调比较困难,因此这个体式更受男性的欢迎。其实,女性也应该多尝试这个体式,以达到锻炼上身,塑造身体优美线条的目的。

　　✿ 动作方法　见图 4-6-1

　　(1)蹲于地上,膝盖打开,两手按于前方地面,五指张开;

（2）提起两脚跟，身体略前倾，目视前方地面一点，为身体找到平衡点；

（3）两脚跟离地，臀部提升至肩部以上位置，将两膝外侧分别置于两上臂后侧，尽量靠向腋下位置，身体进一步前倾，脚尖仍撑住地面，开始将重心放在手臂、手腕和手掌上，两臂伸直，凝聚腰腹力量，准备将两脚抬离地面；

（4）锁紧手腕和手臂肌肉，吸气，两手用力，使两脚抬离地面，收紧大腿和腹部肌肉，将头略抬起，依然目视前方地面一点，手臂、手腕和手掌用力平衡身体，膝盖紧贴于上臂后侧，保持自然呼吸。

✿ 技术要点

（1）视线始终注视前方地面一点，以保持身体的平衡；

（2）手掌完全按住地面，以支撑身体的重量。

✿ 错误纠正

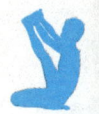

练习时易出现重心不稳、屏息等问题。因此，应注意规范动作，体会动作要领。

✿ 伤害预防

手臂力量不够的练习者，应根据自己的身体条件量力而为，不要急于求成，以免手臂受伤。

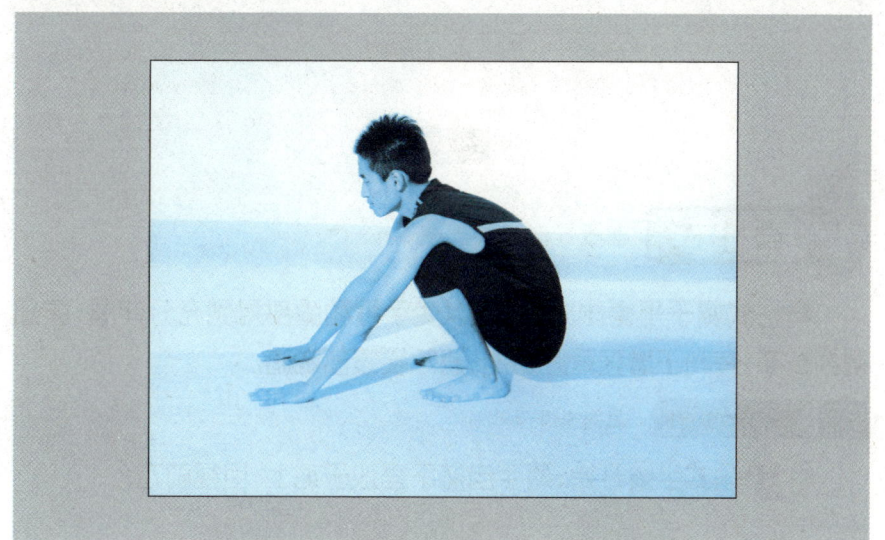

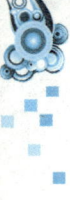

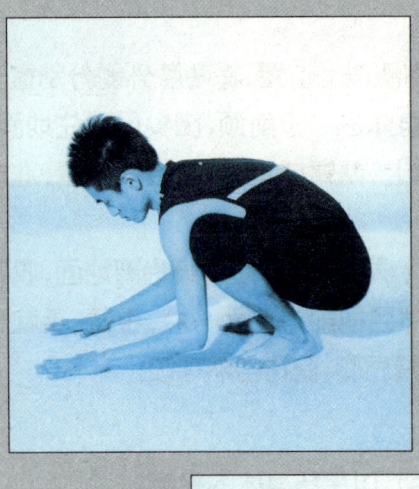
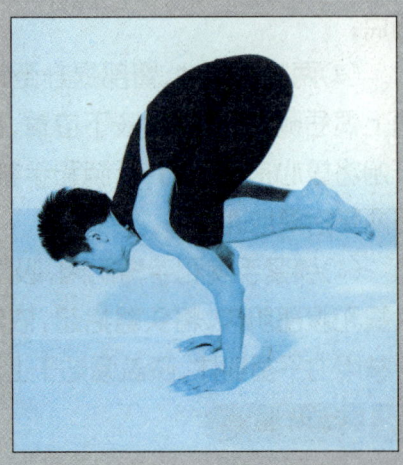
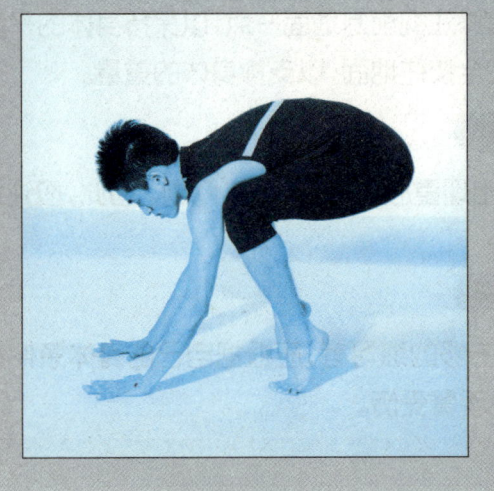

图 4-6-1

 脊柱式 ◆◆◆◆◆◆◆◆◆◆

　　脊柱式属于平衡体式,它可以使手臂和腿部得到充分伸展,腹部得到按摩,有利于增强肾脏功能,消除腰腹部脂肪。

🌸 **动作方法** 见图 4-6-2

　　(1)直角式坐姿开始,两手自然下垂放于地上,目视前方;

（2）两腿弯曲，用两手拇指和食指钩住两脚拇趾，脚跟触地，全身放松；

（3）吸气，屏气于体内，手臂拉动两腿抬起，慢慢伸直膝盖，提升至力所能及的高度即可，两臂、两腿均伸直，呼气，保持身体平衡；

（4）吸气，两手拉动两腿向两侧打开，保持 5 次以上均匀呼吸。

技术要点

（1）头部、颈部、背部始终保持挺直；

（2）视线平视一点，重心放在尾骨上。

错误纠正

练习时易出现脊背和两腿弯曲等问题。因此，应注意规范动作，体会动作要领。

伤害预防

为减少对身体的伤害，孕妇及背部有伤的练习者，不适于做这个体式的练习。

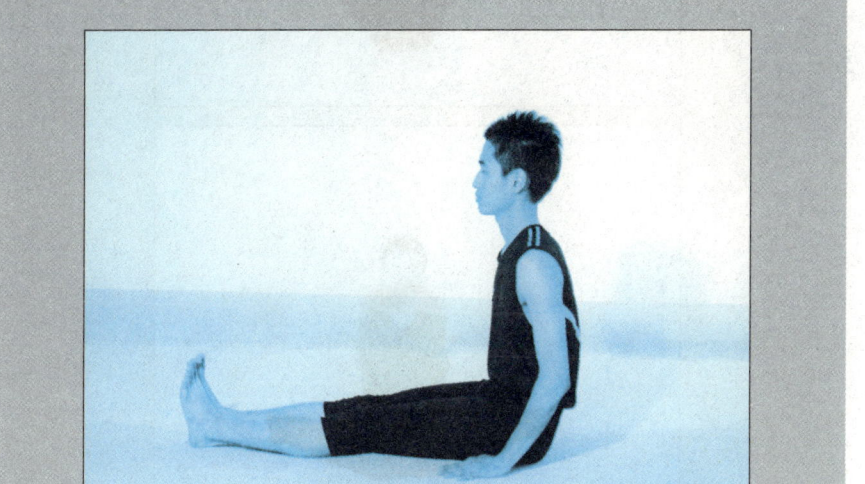

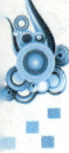

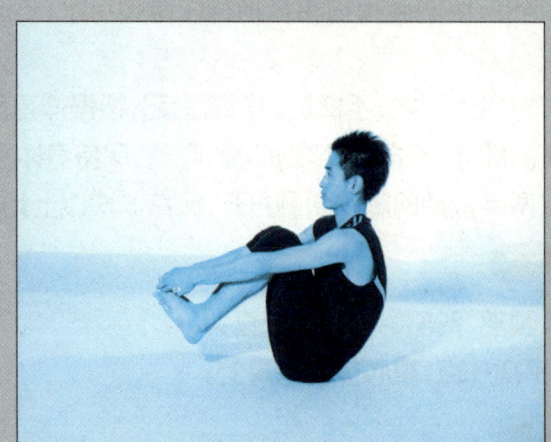

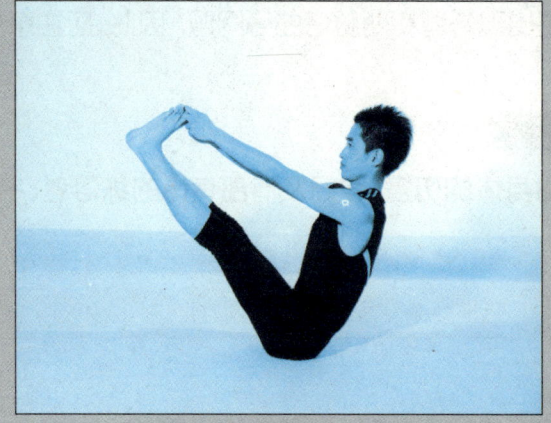

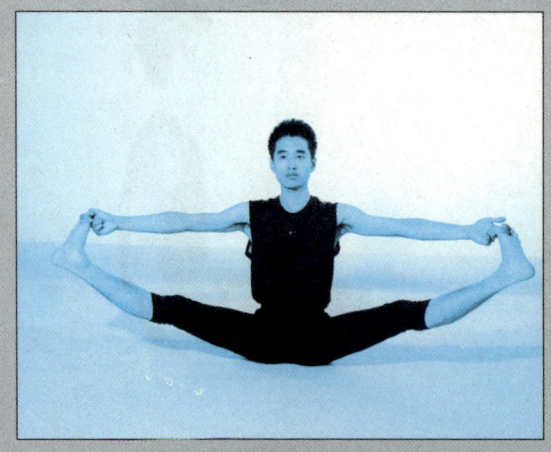

图 4—6—2

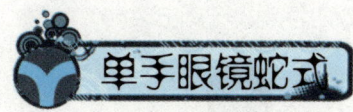 **单手眼镜蛇式** ◆◆◆◆◆◆◆◆◆◆

单手眼镜蛇式练习,不仅可以锻炼身体的平衡性,还能够提升身体的力量与柔韧性。

见图 4-6-3

动作方法

（1）直角式坐姿开始,两手自然下垂放于地面,目视前方;

（2）左手抓握右腿,将右腿绕过右肩;

（3）将右腿放于右上臂侧面,两臂略屈,撑于身体两侧;

（4）吸气,两手同时推地支撑身体,保持 5 次以上均匀呼吸。

技术要点

（1）身体的重量平均分配到两臂上;

（2）腹部用力,腿部伸直。

错误纠正

练习时易出现屏息等问题。因此,应注意规范动作,体会动作要领。

伤害预防

为减少对身体的伤害,手臂有伤患的练习者,不适于做这个体式的练习。

平衡式

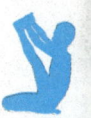

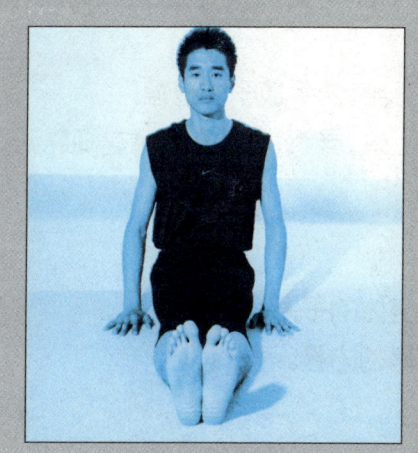 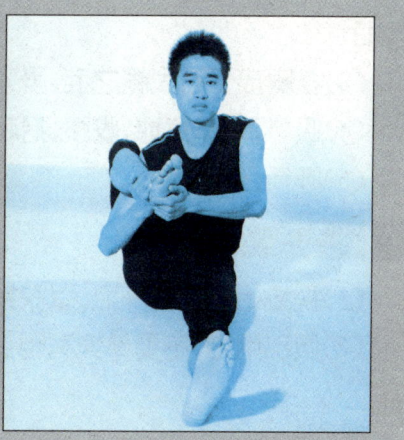

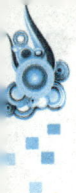

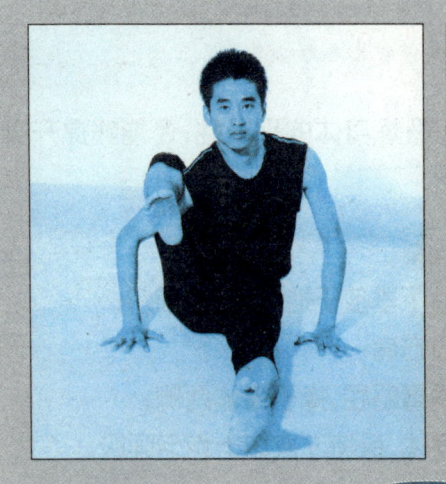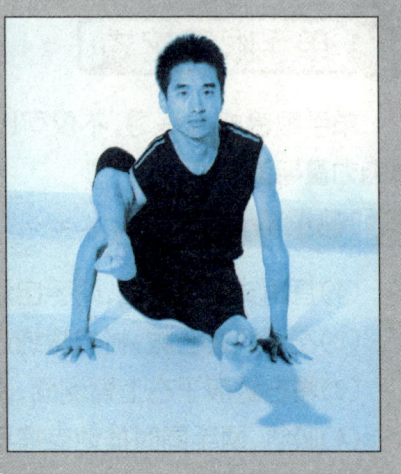

图 4-6-3

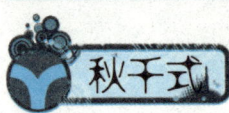

秋千式既是一个平衡体式,也是一个手臂支撑的练习,应以一种愉快的心情来完成此体式,想象自己好像小孩一样坐在秋千上,快乐地摇摆。

🕸 动作方法　见图 4-6-4

(1)直角式坐姿开始,两手自然下垂放于地面,目视前方;

(2)弯曲右腿,右手握右膝,左手抓握右脚趾,右脚跟触及骨盆,脚掌朝上;

(3)左腿放于右大腿之上,呈莲花坐,两手放于两腿旁;

(4)吸气,手掌撑地,收腹,抬起上体,屏气,身体在两臂之间晃动;

(5)呼气,还原放松。

🕸 技术要点

(1)视线始终注视一点,以保持身体的平衡;

(2)腹部用力,不要单纯利用手臂的力量。

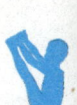

❀ 错误纠正

练习时易出现将膝关节打开过大等问题。因此,膝关节的宽度应窄于两臂的宽度,注意体会动作要领。

❀ 伤害预防

为减少对身体的伤害,手指、手臂有伤的练习者,患有高血压、心脏病、颈椎病的练习者,以及经期女性,不适于做这个体式的练习。

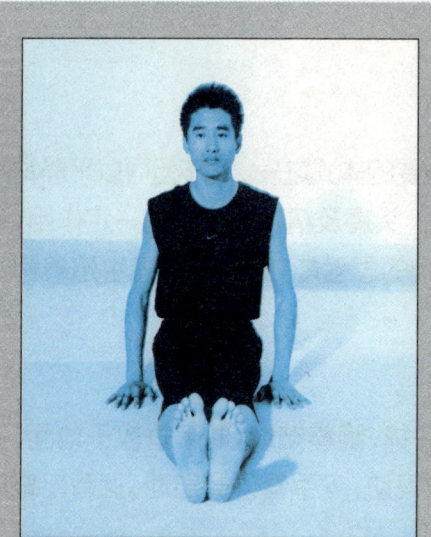

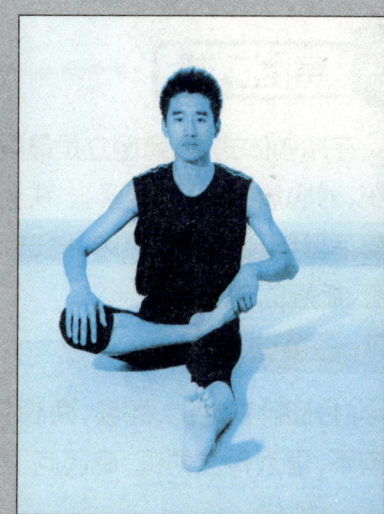

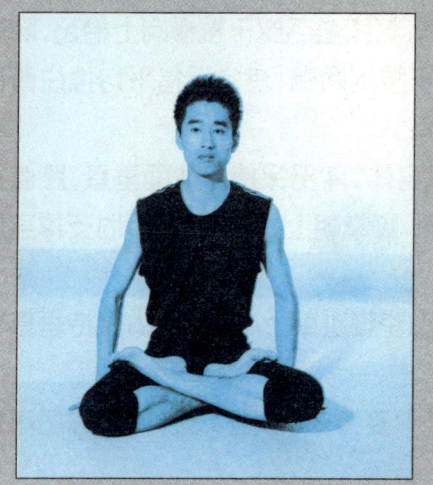

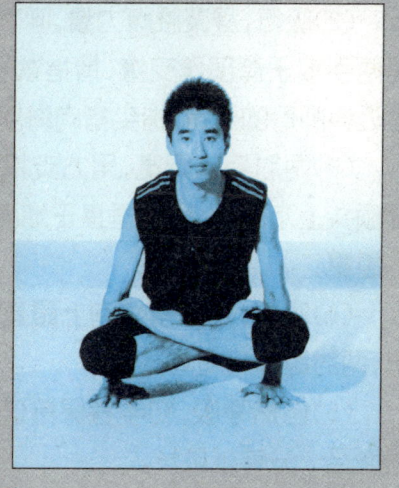

图 4—6—4

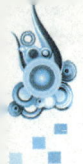

第七节

倒立式

瑜伽中倒立式的体位法练习，可以很好地帮助我们促进头部的血液循环和全身的新陈代谢，是瑜伽中非常重要的体式之一。倒立式包括肩倒立式和头倒立式等。

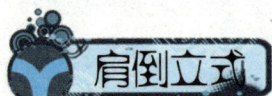 肩倒立式 ◆◆◆◆◆◆

在瑜伽体式中，肩倒立是最重要的体式之一。它不但可以平静神经系统，对心烦易怒、过度紧张、失眠、头痛及精神崩溃者有一定作用，还能够活跃脑部神经和肌肉，增进人的思考能力，有效增强生殖器官和肾脏、肺脏的功能。

❀ **动作方法**　见图4-7-1

（1）仰卧在地上，屈膝，两脚并拢，脚掌贴地，两手垂放于地面，手掌向下，靠近骨盆两侧，肩部向下转动，令手臂外侧贴地，上背部略离地；

（2）吸气，凝聚腰腹力量，呼气，将膝盖与躯干慢慢向上抬起，随即将两手放于背部作支撑，拇指置于腰的两侧，其余手指平均撑住背部靠近肩胛骨的位置，指尖指向臀部；

（3）两肘与肩同宽，用力支撑身体，背部保持与地面垂直，膝盖抬至额头上方停下，小腿垂直于地面，脚掌朝上，以肩部和手肘支撑身体的重量；

（4）吸气，两脚慢慢向上蹬直，使脚趾朝上，整个身体保持垂直状态，两肘距离与肩同宽；

（5）自然呼吸，初学者保持这个姿势30秒到1分钟，熟练后可慢慢增至3分钟或更长。

✿ 技术要点

（1）利用腰腹力量慢慢将腿抬离地面；

（2）当腿部向上伸直时，要将身体的重量全部放在肩部。

✿ 错误纠正

练习时易出现手肘距离过宽，以至于背部无法挺直等问题。因此，应控制手肘与肩同宽。

✿ 伤害预防

为避免颈部或脊骨受损，做这个体式时，应量力而为，不要过于用力、勉强撑起或随意转动头部。此外，患有高血压、甲亢、心脏病、低血压等症的练习者及经期女性，不适于做这个体式的练习。

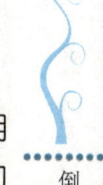

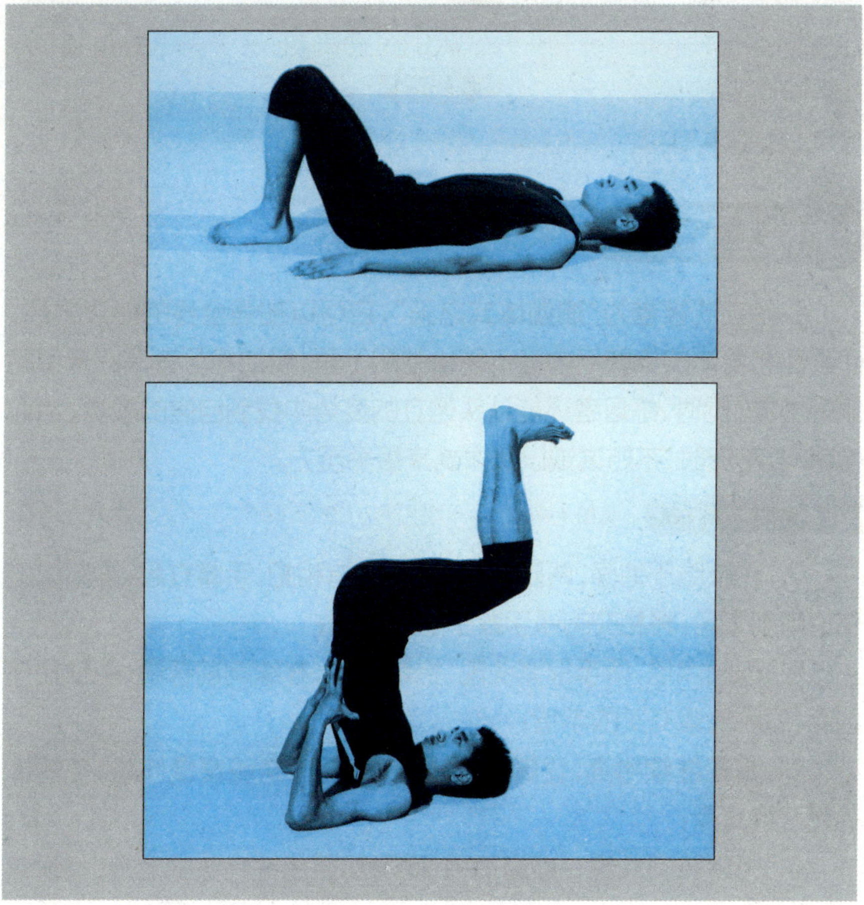

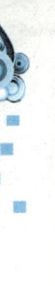

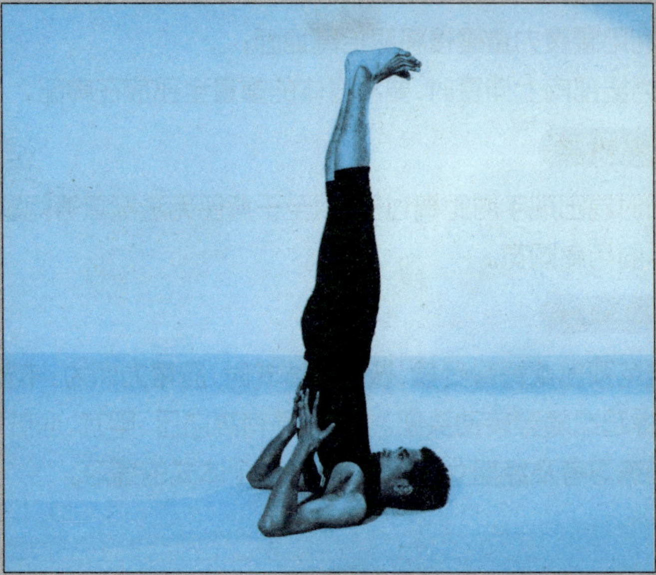

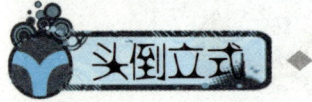

图 4—7—1

头倒立式

头倒立式被誉为"瑜伽体式之王",它可以加强全身的血液循环,使面部和身体的皮肤与内脏不易松弛和下垂,帮助练习者保持青春亮丽的形象。同时,练习者还能从头倒立的姿势中找到自信的感觉。当心情郁闷、不安时,不妨试试以此体式来缓解压力。

动作方法 见图 4—7—2

(1)屈膝跪于地面,两膝并拢,两手十指相扣,手掌立起,腰部以上部位向前下弯,将相交的两手置于前方地面;

(2)前额点地,两手抱紧头部,抬起臀部,继续向前弯腰,头顶顶住地面,后脑靠紧交叉的手指;

(3)臀部继续抬高,让脚趾轻轻撑住地面,两腿慢慢伸直,使臀部抬起至最高点;

(4)将两脚向头部一点点靠拢,使臀部更加推向头的上方,脊骨伸

直,近似于与地面垂直;

（5）重心移至头部,利用两肘的力量,缓缓将膝部弯曲,将两脚抬离地面,之后慢慢抬高,呈屈膝倒立姿势;

（6）吸气,慢慢蹬直两脚,收紧腹部和大腿肌肉,两脚并拢向上伸展,使整个身体呈一垂直线,保持这个姿势 1 分钟或更长,按相反步骤还原,仰卧休息,再开始下一体式。

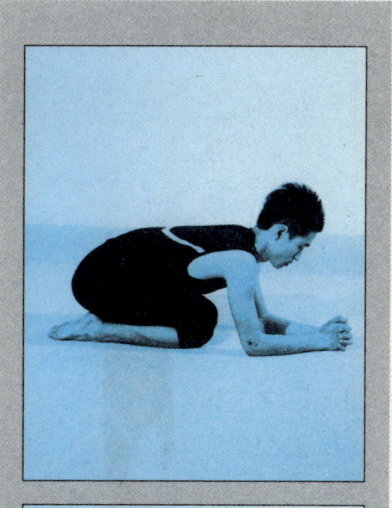

✿ 技术要点

（1）两肘距离约半个手臂,太窄或太宽都会影响练习质量;

（2）全身从头到脚都在一条直线上。

✿ 错误纠正

练习时易出现身体放松等问题。因此,应保证身体的垂直,注意体会动作要领。

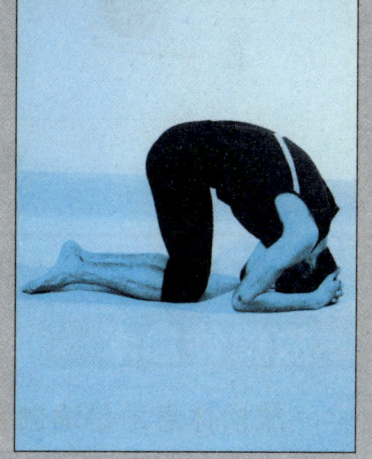

✿ 伤害预防

为避免颈部受伤,在练习这个体式时,两臂间的距离要适当。此外,患有高血压、心脏病的练习者及经期女性,不适于做这个体式的练习。

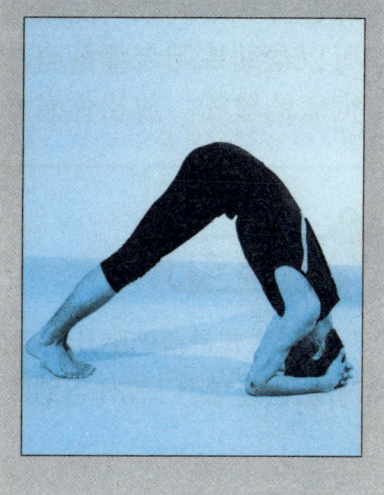

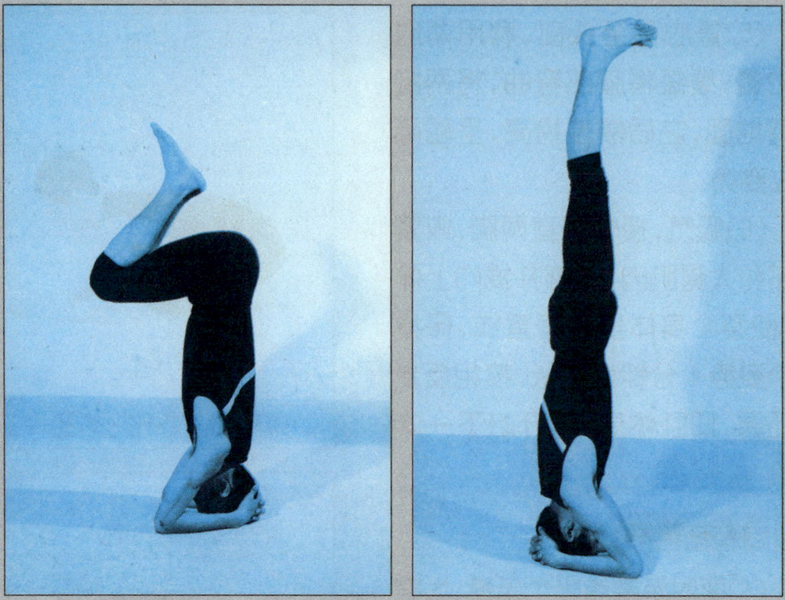

图 4-7-2

第八节

放松休息术

　　放松休息术是瑜伽练习中十分重要的体式之一，一般在体式之间或者完成所有体式后放松时做。通过练习，可以帮助练习者缓解身体的疼痛和疲惫感，让身心得到彻底的放松。放松休息术包括儿童式和摊尸式等。

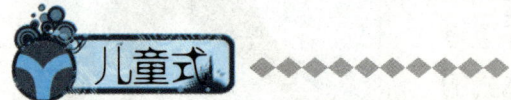

儿童式

　　这个体式是模仿胎儿在母体中的姿势，通过练习，能够伸展和按摩背部，也经常用于动作与动作之间的休息练习。

动作方法 见图4-8-1

（1）跪在地上，两脚合拢，脚掌朝上，臀部坐于两脚跟之上；

（2）上身向前伸展下压，前额轻轻按在地上，放松身体；

（3）两臂置于身体两侧，手心朝上，手指朝后，手肘和手背部平放在地上，保持这个姿势15秒到2分钟。

技术要点

全身放松，臀部尽量不要离开脚跟。

错误纠正

练习时易出现身体歪向一边等问题。因此，应注意把重心平均分配在身体两侧。

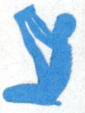

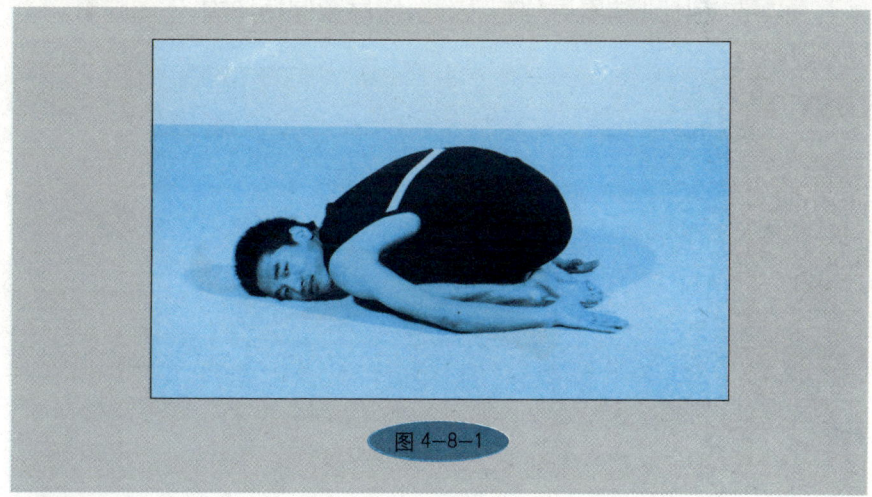

图4-8-1

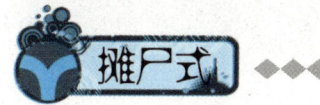 **摊尸式** ◆◆◆◆◆◆◆◆◆◆

摊尸式集瑜伽的精粹于一体，其重点是躺下时，身体要完全松弛，意识保持清醒，感受整个身体和个人的存在。摊尸式练习可以缓解之前做完体式的疲劳，放松全身肌肉和心灵，帮助练习者恢复体力和精力。10分钟的休息术相当于两小时的睡眠。

动作方法 见图 4-8-2

（1）轻柔地平躺于地上，两脚张开至肩宽，脚尖朝外，两臂与身体呈 45 度角，掌心朝上，伸展颈部，下颌略收；

（2）闭上双目，全身放松，反复自然、平稳、柔和地呼吸，尽可能保持静止不动，保持这个姿势 5～10 分钟；

（3）完成后，深呼吸一次，慢慢睁开双目，屈膝，将身体转向左侧，停留一会儿，然后用手撑地慢慢起身。

技术要点

身体各部位都不要用力，体会全身放松的感觉。

错误纠正

练习时易出现睡着等问题。因此，应尽量保持清醒，不要睡着。

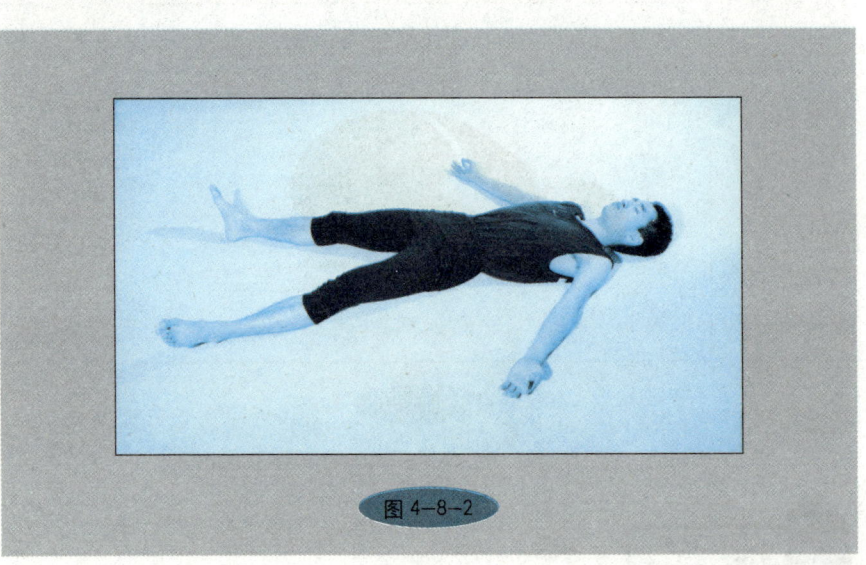

图 4-8-2